临床科研方法与中医药研究

李运伦　阚东方　姜枫·主编

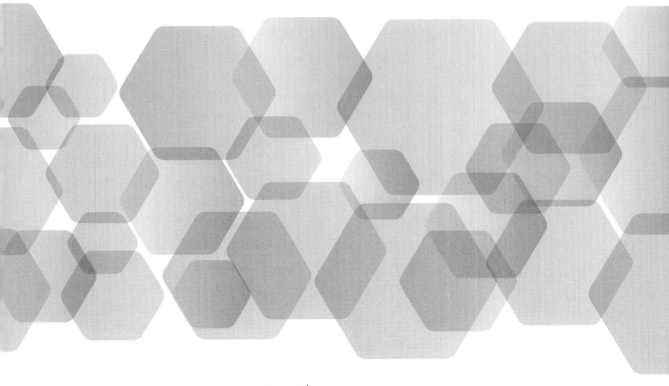

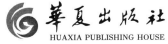
华夏出版社
HUAXIA PUBLISHING HOUSE

编委会名单

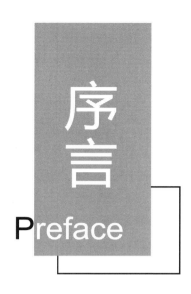

序言
Preface

习近平总书记指出："要做好守正创新、传承发展工作，积极推进中医药科研和创新，注重用现代科学解读中医药学原理，推动传统中医药和现代科学相结合、相促进，推动中西医药相互补充、协调发展，为人民群众提供更加优质的健康服务。"

随着《"健康中国2030"规划纲要》的发布，国家重视推进健康中国建设，号召将人民健康放在优先发展的战略地位。我们作为中医药临床工作者，在做好本职诊疗工作的基础上，要肩负守正创新的时代责任，不断致力于挖掘中医药精华，提高中医药现代化服务能力，使之更好地造福于广大人民群众。

中医药临床科研已成为中医药临床工作者肩负的一项重要使命。无论是作为中医药大学的教师，还是作为教学医院的学术带教导师，我们不仅要开展一定量的科研研究工作，还要指导研究生、本科生参与中医科学研究，培养其科研思维及研究能力。目前，中医药研究还面临循证研究证据不足、疗效评价体系不健全、研究资源不均衡等问题，如何解决上述问题，并做好中医学临床研究生科研能力培养工作，一直是我们团队努力探索的方向。

2001年7月，我进入南京中医药大学中医学博士后流动站学习，期间有幸多次聆听南京中医药大学附属医院蒋萌教授讲授的中医临床试验设计系列讲座，收益良多。返校工作后，我曾以课堂笔记为提纲，结合自身科研工作经验，并不断充实完善，为研究生讲授临床科研方法的知识。

2015年，为响应学校建设住院医师规范化培训研究生课程的要求，我组织教学团队，编写教学讲稿，获批2016年度山东省研究生教育质量提升计划建设项目——《临床科研方法》（No：KC2016004），结题验收专家组评价"有真实的研究内容，且有发表论文、教材及教学课件做支撑，达到了研究目标"。为提高授课实用性，我于2017年组织老师节选核心课程、录制慕课，以方便研究生反复观看学习。2015年以来，累计授课六千余人次，该课程受到师生一致好评。经过不断优化、论证，该课程获得山东中医药大学教学成果一等奖。

为进一步推广中医药临床科研常用方法，助力研究生培养，通过反复论证，教学团队对教学内容进行系统梳理，编订成册，结合当下临床研究新技术、新方法，加入大量事件案例形象解读各研究方法，使枯燥文字更加形象具体。但时间仓促、水平有限，本书不当之处在所难免，敬请广大师生批评指正。

古人有云："博学而后成医，厚德而后为医，谨慎而后行医。"中医药临床工作者既要博极医源、大医精诚，更需笃行致远、惟实励新，始终牢记初心，守正创新，不负韶华。

最后，对蒋萌教授及在本课程建设过程中给予无私帮助的各位专家致以由衷的感谢！

李运伦

2024 年 3 月

目录
Content

第 一 章

中医临床研究概述

一、中医临床研究的内涵

中医临床研究是指在中医理论指导下，以提高人群健康水平为目的，以人（患者和/或健康者）为研究对象，探讨疾病的病因、认识疾病的演变规律、寻找疾病新的有效诊断方法和防治措施的活动。

中医学是一门实践性、经验性很强的学科。纵观中医学发展史，各代名家均遵循实践—理论—再实践—再理论的轨迹。长期以来，中医临床研究多停留在临床观察和医案报告层面，跟师临证、口传心授和个人经验的积累在中医学的发生和发展过程中发挥了积极作用，但该模式有其局限性，有时会得出片面性甚至错误的结论和认识，难以满足现代临床发展的需要。

近年来，循证医学的深入发展及其在中医学领域的推广应用，在一定程度上规范了中医临床研究，提高了研究质量和水平。既往以直观经验为主的局面逐渐得到了改变，并朝着科学客观的方向发展。

二、中医临床研究的特点

（一）以中医基础理论为指导

中医学是我国人民长期防治疾病的经验总结，有其独特的疾病防治理论和丰富的哲学内涵。在长期的医疗实践中，它逐步形成并发展为独特的医学体系，并在漫长的历史进程中有效地指导临床实践。其丰富的理法方药理论和临床诊疗经验，在疾病诊治和预防保健中发挥不可忽视的作用。

中医基础理论与临床实践就像阴阳，可分而论之，但不可分而发展。因此，我们必须充分认识并理解中医理论体系的自身特点和防病治病的独特方法，才能扬长避短，更好地开展中医临床研究工作。

（二）以在临床中发现并解决问题为主要模式

中医临床研究在临床实践中完成，中医临床研究课题的提出和研究思路的设计也大多来源于诊疗实践。例如，金元四大家在大量临床实践的基础上提出了新观点、新理论，并在临床实践中完善、升华中医理论。再如明清，温热病证日多，一些具体疾病的特殊证候已不能用以《伤寒论》为代表的古方古论进行辨证论治，疾病谱的变化必然带动诊断、治疗方法的相应变化，从而引发理论的更新；温热病的治疗经验不断积累，逐渐形成了卫气营血辨证、三焦辨证等思路和方法，从而形成了温病学说。在心系疾病的研究领域也是如此，20世纪70年代以前，冠心病的治疗多遵循"宣痹通阳"理论，迨郭士魁先生、陈可冀院士、国医大师翁维良等提出血瘀证理论，提倡活血化瘀说，其后各地医家见仁见智，基于临床实践，阐发新说，提倡新论，不断总结经验；山东丁书文教授及其同事带领学生，数十年致力于中医药防治心系疾病的研究，提出心系疾病热毒论的观点，提倡益气活血解毒的治法，显著提高了临床疗效。从《黄帝内经》到《伤寒论》，再到温病学说、现代血瘀证理论，中医基础理论及中医学的整体发展无不以临床实践为源泉。

传统中医临床科学问题的验证是观察患病个体，首先由个体到一般，进行假说归纳，再进一步由一般到个体，进行假说验证，从而逐步建立独特的诊疗体系。但由于中医诊疗方案的个体差异明显，难以规范研究中的偏倚因素，人为误差较大，加之医学伦理规范，来自临床观察的科学问题难以通过临床研究加以验证。

（三）以中医疾病预防和临床诊疗的基本理论、方法为主要研究内容

中医体系传承千年，在养生、保健和疾病的预防、诊疗理论中有大量内容值得研究。中医临床研究的目的不仅是要证明中医基础理论的科学性，而且要对中医预防和诊治疾病的经验进行"科学的再加工"，去伪存真，去粗取精，加以总结和提高，以更好地服务广大人民群众。

近年来，随着中医临床研究体系建设日趋完善，研究方向从早期单一的临床诊疗效果评价，逐步向重大疑难疾病防治研究、常见慢性病防治研究、中医康复及治未病研究、中医外治法研究、中医药循证医学研究等方向拓展（图1-1），形成基于中医理论的"预防-诊断-治疗-康复"全流程理论及机制研究体系。

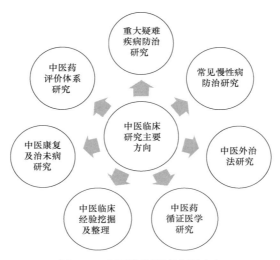

图 1-1 中医临床研究主要方向

（四）强调禀赋、情志等个体差异及外界环境对健康与疾病的影响

禀赋是个体在先天遗传基础上及母体胎孕期间受内外环境影响所表现出的形态结构、生理功能、心理状态等多方面综合的相对稳定的特征。禀赋学说是中医理论的重要组成部分，个体禀赋差异造成疾病易感性的不同。中医学重视禀赋生理、病理和治疗的研究，把禀赋理论应用于生理、病理、诊断和治疗等方面，对医疗实践起到了重要的指导作用。

情志是人类复杂精神活动的基本状态，相对于外界事物而言，情志属于机体所作的正常情绪应答，而相对于自身脏腑功能而言，则可能产生一种非正常的致偏作用，这种致偏作用一旦超过生理能够耐受和调节的程度，就会使情志成为致病因素，导致气机失常。情志异常是很多疾病的重要病因，中医学重视情志异常对健康和疾病的影响，情志学说是中医理论的特色。

体质是指在生命过程中，个体在先天遗传和后天获得的基础上表现出的形态结构、生理功能和心理状态等方面的综合且相对稳定的特殊状态。这种特殊性往往决定了个体对某种致病因子的易感性及产生病证类型的倾向性。体质学说是中医理论的重要内容，国医大师王琦在传承创新体质学说方面做出的不懈努力，在指导疾病的认识和防治方面发挥了重要作用。

自然环境是人类生存和发展的物质基础。人类与自然环境之间有着极为密切的关系。人类在生产和生活的过程中造成了环境的污染，环境的污染对人体的健康造成了不良的影响。社会环境是人类在自然环境的基础上，有目的、有计划地创造而成的人工环境，是人类物质文明和精神文明发展的标志。良好的社会环境可促进健康，反之，则会危害健康，从而导致疾病的发生。中医学重视自然环境和社会环境对健康与疾病的影响，故将健康、疾病与人类生活的自然环境、社会环境联系起来观察与思考。

（五）强调中医临床研究的科学性与伦理学相结合

中医临床研究的目的是解决某一种或某一类疾病的诊治，其研究对象是"人"而不是"物"，当落实到具体的受试者时，研究可能对其没有任何益处，甚至会加重疾病症状或产生某些无法预料的不良影响。所以，在研究过程中，研究者应优先考虑受试者的利益及相关伦理道德问题，任何违背人类伦理道德准则而开展的研究都应是被禁止的。

目前，中医学作为临床医学的重要组成部分，其临床研究过程遵照现代医学伦理审查原则，重视受试者在全过程中的知情权、隐私权、选择权等（图1-2）。保证受试者权益是任何中医临床研究的前提和必备条件，具体规范及要求详见具体章节。

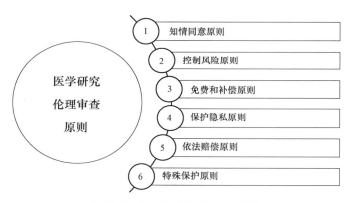

图1-2　医学研究伦理审查原则

因此，临床研究方案的设计和具体实施必须兼顾科学性与伦理学的要求。如果某些诊断、治疗或预防措施可能对人体产生某些未知的损害或具有潜在的危险，研究者必须充分意识到各种可能发生的情况，并预先采取相应的措施，以保障研究对象的安全和权益。

（六）必须具备严谨的科研设计

任何科学研究都要求具备严谨的科研设计，科研成果的价值与研究设计密切相关，但临床医学研究对象和研究目的的特殊性导致了临床研究设计的困难性和实施的复杂性，因而，严谨的科研设计对临床医学研究尤为重要。只有应用科学严谨的科研设计方案，才能在最大程度上减少研究偏倚，提高结果的真实性和可靠性。临床流行病学所提倡的临床研究四个原则（对照、随机、盲法和重复）应该成为严谨设计的指导原则。

三、中医临床研究的任务

传承精华、守正创新是中医药研究的理念。目前，中医临床研究所面临的任务是传承与创新，既要对经典理论和实践经验进行科学评价，又要结合现代科学技术，构建和发展中医特色的疾病防治体系。

当前中医临床研究应着重围绕以下领域开展：①疾病的症状、体征调查及证候学研究；②疾病的辨证论治规律研究；③疾病防治的新方案、新技术、新方法研究；④中医名家学术思想、学术经验的整理与挖掘研究；⑤中药复方（经方、时方）的有效性、安全性评价研究；⑥中医养生保健理论的研究；⑦中医四诊方法、手段客观化的研究；⑧针灸、推拿等中医特色疗法及传统功法的研究；⑨具有中医特色的诊疗设备研发；⑩中药复方筛选与评价及中药新药（医疗机构制剂）研发。

四、中医临床研究的方法

（一）中医临床研究的常用方法

中医的主要优势在于临床疗效，而传统的中医临床疗效评价主要依靠案例的总结，注重直观观察、宏观描述和综合推理，而忽视精确量化、客观分析和试验研究，缺少符合现代科学研究通则的研究方法。随着现代科学技术的发展，临床流行病学方法、实验方法、数理统计方法、网络药理学方法、数据挖掘方法、文献研究方法等现代研究方法被逐步应用到中医临床研究中，以下就几种常用方法做简要介绍。

1.临床流行病学方法　临床流行病学（clinical epidemiology）是将现代流行病学及生物统计学的原理和方法融入临床医学领域，研究患病群体的疾病自然史，通过周密设计和准确测量，对临床的诊断方法、治疗效果及预后进行综合评价的一门学科，它为循证医学提供了人群层面的证据支持。

中医临床辨证学是我国医家通过数千年诊治疾病积累的一套诊断方法，辨证论治是中医学的精髓，辨证准确才能论治得法，因此，中医十分重视患者的症状体征对诊疗的指导作用。"引经据典""随证加减""病案学习"等方法均具有流行病学研究思路和理念的雏形，但这些方法更依赖医生的个人经验，而非基于人群流行病学得出结论，难以得到兼顾可靠性和应用性的结论。因此，运用临床流行病学方法围绕中医药多个领域开展研究，把中医药宝贵的临床经验变成具有确切科学依据的有效疗法，提高中医临床研究的质量，加快中医药发展的速度，更加全面客观地向世界展示中医药的疗效。

2. 实验方法　实验方法是按照一定的目的，对研究对象进行可控的干预，并应用必要的仪器和设备，探讨疾病与健康规律的方法。中医学古籍已有关于简单医学实验的散在记载，例如，唐·孟诜《食疗本草》载，黍米"若与小猫、犬食之，其脚便�跦曲，行不正""不得与小儿食之，令儿不能行"，指过食黍米可引起维生素 B1 缺乏，导致脚部出现挛缩等脚气病的症状。但由于受到当时哲学思想和科技发展水平的限制，实验方法在古代中医药学家对疾病的发生发展规律和防治的研究中未形成完整的体系。当今，实验方法在中医药研究中被广泛应用，现代实验技术水平的提高和科学方法学的发展已经与中医药的研究水平息息相关。

例如，屠呦呦教授团队通过翻阅大量古代文献，筛选出青蒿治疗疟疾的用药方法，并围绕青蒿素提取工艺、抗疟原虫效应机制等开展系列实验研究，进而证实青蒿乙醚中性提取物对鼠疟原虫的抑制率达到 100%，并以此为依据，开展后续临床研究。最终，屠呦呦成为首位获得诺贝尔生理学或医学奖的中国人，向世界证实了中医药的疗效。

3. 数理统计方法　数理统计方法对医学研究具有巨大的推动作用。在中医学研究中，对疾病要素的认识不只从直观的症状中获取，更有"司外揣内""揆度奇恒"等方法的指引。同样，在数理统计学中，从随机事件的数量中获取规律的方法同中医学颇有相似之处，而后者往往更加迫切需要较复杂的数理统计方法来对研究中所获得的数据进行处理和分析。

目前，从新药的研发与疾病的研究到处方的剖析与疗法的评价等均渗透着聚类分析、粗糙集理论、人工神经网络等数理统计的方法。例如，中国中医科学院中药研究所研发的中医传承辅助平台软件，可根据名老中医经验传承和中药新药处方研发的基本需求，利用现代化信息技术的数字化、智能化和综合化手段，实现多层次、多维度数据的关联与融合，可自助式应用。通过该软件，国内各地先后开展大量名老中医临证用药规律或文献药物挖掘分析，为临床辨证用药提供了使用依据。

4. 网络药理学方法　疾病的现代研究正在向系统生物网络调控方向发展。中医是传统的系统医学，整体观是中医理论的基本特点之一，然而，现代科学常用的归纳法与误差分析方法难以契合中医的整体治疗思路。为系统揭示中医整体观的生物学基础，1999 年，清华大学李梢教授构建了"网络靶点"概念，提出生物分子网络与中医的关联假说，形成中药方剂的研究框架，开发了使用网络药理学测定药物组合协同效应的分析方法。

网络药理学是后基因组时代的交叉科学，已被广泛应用于分析人类的复杂疾病，讨论复杂的生物学系统和药物的作用机制。中药具有多组分、多靶点、多途径的作用特点，中药疗效是中药分子组合对生物网络广泛调节的综合结果。在中医药领域，网络药理学已发展为基于天然药物化合物进行药理研究的新学科，主要被用于研究复杂疾病的内在机制和干预靶点、分析药物的系统性作用机制，为多靶点药物研发、药物重新定位及组合药物研发提供前期依据。

5. 数据挖掘方法 随着计算机软件、硬件和互联网技术的飞速发展，数据量正以惊人的速度增长。大数据的特征是数据量大、维度高、更新快。纵观整个医疗行业，各类医疗数据正在高速产生。

数据挖掘方法一直是医学研究的前沿领域，在分析大型医学数据库中具有独特的优势。在医学研究中，临床数据的多样性和中医的概念差异导致临床数据存在明显的时效性、稀缺性、不规则性和维度异质性，数据挖掘方法可以进行数据归一化、建立数据库、挖掘数据内在关联等，在评估患者风险、协助临床决策、建立疾病预测模型等方面表现出色。

与传统的研究方法不同，数据挖掘方法往往在不明确假设的前提下挖掘信息，即获得的信息具有未知性和实用性。数据挖掘方法并不旨在取代传统的统计分析方法，而是扩展统计分析方法。数据挖掘的主要目的是概括数据中潜在的关联模式。机器学习是数据挖掘的主要分析方法，它代表了一种使用数据训练模型、再使用模型预测结果的方法体系；具有因变量的预测多通过监督学习生成，包括线性回归、广义线性回归、比例风险模型、竞争风险模型、决策树、随机森林和支持向量机等；相反，无监督学习不涉及因变量，包括主成分分析、关联分析和聚类分析等。

数据挖掘方法的快速进步为临床大数据研究带来了新的机遇和前景。大量高质量的医学数据被以公共数据库的形式提供给研究人员，使更多的研究人员参与到医学数据挖掘中，为提高诊疗效果、降低患者成本和损失、健全医院管理提供思路和依据。

6. 文献研究方法 文献研究是临床常用的研究方法之一，通过梳理既往临床诊疗经验、电子病历数据及现代文献等，总结升华，形成对事实的科学认识，服务于现代临床工作。

文献研究的一般过程包括五个基本环节，即提出课题或假设、设计研究、搜集文献、整理文献和进行文献综述。数字时代的到来使文献研究从传统手动式文献查阅慢慢扩展至计算机检索、网络检索，大大提高了文献检索效率及检索范围，也使古今思想可以进行更多的碰撞。

例如,《近现代山东医家活血化瘀法治疗心系疾病学术经验的挖掘及应用研究》一文的作者通过查阅馆藏文献及电子期刊数据库,收集近现代山东医家采用活血化瘀法治疗心系疾病的医案 542 例,整理其方药,涉及 299 味中药,探讨其组方用药规律,并以此为据将数据挖掘的结果应用于临床。

(二)方法学在中医临床研究中的重要性

传统的中医研究方法对中医理论体系和诊疗体系的形成和发展起到了重要作用,同时我们也必须看到,传统中医研究方法有其局限性。因此,合理地继承传统的中医研究方法,正确运用现代科学研究方法开展中医学的临床研究,对于充分发挥中医学的固有优势是非常重要的。

1. 提高中医临床研究的有效性　中医临床研究的突破性进展不多,究其原因,除了临床研究的困难性和复杂性之外,主要是研究方法学的水平不高。"工欲善其事,必先利其器。"只有充分利用现代科学的研究方法,综合不同层次的科学方法学,才能有效地提高中医临床研究的质量和水平。

2. 提高中医临床研究的质量　许多中医临床研究存在如下几种问题:研究方案设计不够严谨,试验组与对照组设置不合理,缺乏可比性;研究对象缺乏严格的纳入标准,或样本量达不到统计学要求;观察指标不明确;仅仅是无对照的描述性研究;处理数据时运用的统计学方法不正确;在分析结果时掺杂观察者的主观成分。这些问题均严重影响研究结论的可靠性,难以反映受试药的真实效应,或者严重削弱了论证强度。只有严谨设计研究方案和严格按照设计方案来开展临床研究,才能保证临床研究的规范化,提高研究结论的真实性。

3. 提高中医临床研究的结论可重复性　研究结论的可重复性是检验研究成果科学性和应用价值的极其重要的标准,中医临床研究的结论也不例外。可重复性不强是当前中医临床研究的一个值得重视的问题,这可能与混淆了"临床治疗"和"临床研究"、临床研究缺乏严格科学的设计有关。临床治疗强调辨证施治,认为个体化的治疗是十分必要的,但临床研究的群体研究方法和对研究因素的控制却是研究结论可重复性的基石。科学研究的目的就是揭示事物的真实面目及其变化过程的规律,为人所用。

五、中医临床研究的四个阶段

中医临床研究可以分为四个阶段:设计阶段、收集资料阶段、整理资料阶段及统计分析与总结阶段。这四个阶段是密不可分的连续过程。

（一）设计

1.科研设计的重要性　科研设计是整个科学研究的关键，是决定科学研究水平的重要环节，是整个科学研究的纲领。对于任何一项科学研究，科研人员都应当做好科研设计，力争做到设计严谨、周密，避免因为设计的疏漏和缺陷而出现无法补救、无法挽回的错误。一旦完成设计，研究者在研究过程中要严格遵守，若无充分理由，不应随意更改。在没有周密思考和精心设计的情况下，漫无目的、随意地收集一些资料是不能达到目标的。

2.专业设计和统计学设计　中医临床研究设计包括专业（理论、技术）设计和统计学设计两部分。专业设计是指运用专业理论知识和科学思维选择研究课题，形成假说，通过构思调查或设计研究内容验证假说，并提出拟解决的关键问题，以保证科学研究的目的性和先进性。统计学设计则是运用数理统计学知识指导调查或研究内容的合理安排，以保证研究结论的真实可信和可重复性，也是节省人力、物力、时间和提高效率的关键。

（二）收集资料

研究者要严格按照设计要求尽可能完备地收集资料，不可泛泛地收集，更不可漏项。任何科学研究的第一手资料都是非常珍贵的。即使在科学研究工作完成以后，研究者也应当妥善保存原始资料，供再分析及以后相关课题使用。

（三）整理资料

研究者应对收集的资料进行核查、整理，应用数据库软件录入，录入时应当有两次录入，并在录入后进行逻辑检查和核对，尽量避免因数据录入错误造成分析结果的误差。

（四）统计分析与总结

1.统计分析　医学研究的生物个体间是存在差异的，即使是同一个体，不同时间的检测结果也并不完全相同，或随机抽样检测获得的样品数据会带有一定的抽样误差等，因此，针对上述情况，只有进行重复试验，并对重复试验获得的资料（数据）进行正确的统计分析，排除抽样误差的干扰，做出合理的统计推断，才能得出可靠的结论。

2.总结　统计分析后，撰写工作报告和技术报告，对研究进行总结。

六、中医临床研究的主要步骤与内容

1. 提出问题、建立假说、选题立题　首先要发现并提出问题，其次查阅文献，了解国内外研究动态，然后建立假说，最后以此选题立题。选题须考虑需求性、科学性、创新性、可行性。

2. 选择最恰当的临床研究设计方案　根据研究课题的类型、性质和实际情况选择最佳且可行的设计方案，原则是力求较高的论证强度，还要切实可行，如疗效及安全性评价可采用随机、盲法、对照试验。

3. 选择适当的受试对象　严格规范诊断标准、纳入标准、排除标准，使受试对象能够代表总体；同时须注意考虑受试对象的依从性，以免影响研究结论的准确性。

4. 设置合理的对照　对照要合理，组间要均衡。

5. 应尽可能采用随机化的方法进行抽样与分组　随机化的方法可以保证所抽样本具有代表性，在分组比较时，组间具有可比性。

6. 科学估计样本含量　要根据研究设计的假设条件、容许误差、Ⅰ类错误和Ⅱ类错误的水平，计算样本含量，防止样本量不足引起假阴性结论和样本含量过高造成浪费。

7. 试验因素要具体化、标准化、量化，并尽可能简单化　避免由试验因素引发的污染或干扰，同时决定测量指标和标准的客观化和定量化。主观指标易受患者和研究者主观因素的影响，应量化处理。制订统一的治疗方案、观察指标和方法，使不同组得到同样的处理和观察，以取得真实的效果；保证措施执行标准的统一性；试验措施一定要有反应性和可测量性，要有创新性和科学依据。

8. 确定合适的试验观察周期　临床研究的观察周期要根据设计的试验终点指标而定，如终点指标是痊愈、死亡、有效、无效。大多数受试对象达到终点需要的时间即为试验观察周期，它的确定要有生物学及临床依据。观察周期过短易导致假阴性结论，过长则导致资源的浪费。

9. 选择正确的收集、整理与分析数据的方法，制订标准的统计表格。

10. 避免机遇、偏倚及交互作用造成的误差　临床研究的各个环节不可避免地存在各种干扰因素，因此，对于研究设计中可能导致误差的影响因素，研究者要有具体的避免和排除对策，以确保研究结果的真实可靠。尽量遵循随机、重复、对照、盲法的原则，并争取受试者的配合。

11. 选择正确的资料统计及分析方法　在研究设计中，根据可能的预期结果及其相关资料，采用正确的统计学分析方法，这对于研究质量是至关重要的。计量资料可采用 t 检验、u 检验、方差分析，计数资料可采用卡方检验，单因素相关分析可采用相关分析与回归分析，多因素相关分析可采用多元回归分析。目前各类统计软件的广泛应用为研究者提供了便利。值得注意的是，采用统计分析方法所得的结论仅仅是就数据而言的，最终的结论还应结合专业，做出专业结论才是完整的。

12.科学研究实施前的工作　包括课题组的成立、人员分工、研究工作总体安排、实施细则的制订等。

（李运伦　阚东方）

参 考 文 献

[1] 刘建平. 循证中医临床试验的机遇、挑战与对策[J]. 现代中医临床, 2024, 31(02): 1–5.

[2] 刘腾文, 施逸凡, 王天园, 等.病证结合体系下中医临床循证评价的思考与实践[J]. 中国实验方剂学杂志, 2024, 30(22): 127–136.

[3] 董斐, 刘建平. 从"经验"到"证据"：循证医学促进中医药传承创新发展[J]. 南京中医药大学学报, 2021, 37(05): 642–647.

[4] 陈龙娇, 李芳莉, 王琦, 等.基于中医体质学说探讨主动健康[J]. 中华中医药杂志, 2022, 37(08): 4315–4318.

[5] 王济, 张妍, 张惠敏, 等.中医体质与体质学说相关文献计量学分析[J]. 中华中医药杂志, 2012, 27(11): 2928–2931.

[6] 刘凯, 王艳国. 中医传承辅助平台在中医药研究中应用现状[J]. 山东中医杂志, 2015, 34(05): 392–394.

[7] 唐仕欢, 申丹, 卢朋, 等.中医传承辅助平台应用评述[J]. 中华中医药杂志, 2015, 30(02): 329–331.

[8] 廖韵诺, 赵凯丽, 郭宏伟. 中药网络药理学的研究应用与挑战[J]. 中草药, 2024, 55(12): 4204–4213.

[9] 李梢, 张博. 中药网络药理学：理论、方法与应用(英文)[J]. 中国天然药物, 2013, 11(02): 110–120.

[10] 李梢. 网络靶标：中药方剂网络药理学研究的一个切入点[J]. 中国中药杂志, 2011, 36(15): 2017–2020.

[11] 陶竹, 徐梓铭, 郭艳, 等.数据挖掘在名老中医经验传承的应用现状与智能化趋势[J]. 世界中医药, 2023, 18(13): 1918–1922+1927.

[12] 李昱, 杨涛. 基于 CiteSpace 的中医药数据挖掘研究现状与发展趋势分析[J]. 中医药导报, 2021, 27(04): 153–157. DOI: 10.13862/j.cnki.cn43–1446/r.2021.04.037.

[13] 封继宏, 张鹏宇. 数据挖掘在现代中医药研究中的应用进展[J]. 中国医药导报, 2020, 17(13): 54–57.

[14] 仲芳, 杨巍, 赵翀, 等. 数据挖掘技术在中医医案的应用研究[J]. 中国中医药信息杂志, 2020, 27(02): 141-144.

[15] 季青青, 张国梁, 刘雨香, 等. 数据挖掘技术在名老中医学术经验研究的应用[J]. 中医药临床杂志, 2018, 30(04): 587-590.

[16] 马梦羽, 沈璐, 文天才, 等. 数据挖掘技术在中医诊疗数据分析中的应用[J]. 中国中医药信息杂志, 2016, 23(07): 132-136.

[17] 张倩. 近现代山东医家活血化瘀法治疗心系疾病学术经验的挖掘及应用研究[D]. 山东中医药大学, 2021.

第 二 章

中医临床研究选题及开题

选题是整个科学研究的首要环节，也是科学研究的关键决策。中医临床研究选题是在中医基本理论指导下，采用科学的研究方法，确定准备探索或解决的某一临床研究课题。选题要经历一个从产生研究动机到选定研究方向、拟研究的问题从朦胧到逐渐清晰、从有初步的研究构想到确立研究问题并明确研究目标的过程。选题是否成功，可决定整个课题的研究水平与成败，低水平的重复性研究会导致时间、财力和人力的巨大浪费。因此，选题的水平也是科研工作者学科信息、科学思维、学术水平及实验能力的一种集中体现，必须严肃、认真对待！

一、中医临床研究选题的原则

（一）重视社会需求

中医临床研究选题必须从国家经济建设和社会发展的需要出发，面向临床和社会需求，针对当前及今后一段时间内中医药对社会、经济和卫生事业发展有重大影响的关键问题开展研究，如目前在我国发病率和病死率均较高、严重危害人民健康的心脑血管疾病、恶性肿瘤、呼吸系统疾病等重大疾病。在全球层面，至今仍有多个国家和地区的人民饱受疟疾、新型冠状病毒感染、禽流感、埃博拉出血热等各类传染病肆虐之苦，而我国科学家研制的青蒿素、清肺排毒汤等大幅降低了全球疟疾、新型冠状病毒感染等传染病的病死率。

中医药在上述重大疾病、疑难疾病、流行病的防治中发挥着不可或缺的重要作用，深入开展中医药防治疾病机制及循证医学研究具有重大意义。特别是在治疗新型冠状病毒感染的过程中，中医药发挥了重要作用，也为中药新药研发带来了新的发展机遇。因此，积极开展中医药防治新型冠状病毒感染的疗效评价以解决临床迫切问题就有其显著的需求性和潜在的应用价值。

例如，高血压是一个世界性的公共卫生问题，但在中医临床研究中，高血压的辨证分型不明确、缺乏规范的辨证标准等问题影响临床诊断的准确性和疗效的提高,制约临床对该病研究的进一步深入。本课题组针对这一问题开展了从文献溯源、病例挖掘、人群调查、临床试验到动物实验等一系列研究,发现肝阳上亢证是高血压常见的证候类型,具有明确的证候表征组合和发病机制。该选题基于高血压中医辨证分型不明确、辨证标准不规范等实际需求问题,开展系列研究,明确了高血压常见的证候类型,是一个很好的解决临床实际需求的选题范例。

（二）重视成果创新

创新是指打破常规,突破现状,敢于挑战,追求突破瓶颈,力求达到新境界。科研的本质即为创新,科研选题必须具有创新性,才会使课题具有"生命力"。若仅为低水平的重复性研究,难以获得专家认可及资金资助。近年来,以国家自然科学基金为例,明确要求申请人要在申请书中写出所选项目的创新点,这已成为评定标书品质优良的关键指标之一。

选题的创新性要求科研工作者不仅要了解本研究领域的现状和发展趋势,还要有活跃的思维,善于从现有研究中抓住新事物,寻找新线索。临床研究的选题要以总结疾病辨证论治新规律及研究防治重大疾病的新疗法、新技术、新诊疗设备为重点,或研究将已有先进技术应用于新领域的可能性。创新性不仅包括前人或他人未研究过的课题,还包括在前人或他人工作基础上的进一步深入、发展、补充或修正,在研究手段和研究深度上都可以有突破和提高。

例如,首届全国名中医丁书文教授建立"心系疾病热毒论",率先将青蒿、常山等应用于心律失常疾病的治疗,效果显著,这是对中医理论的创新。在此基础上,其师承弟子焦华琛教授结合现代药理学研究,筛选出青蒿提取物治疗心房颤动,并在对心律失常机制的研究中发现,除心肌细胞膜离子通道结构和功能的紊乱外,心肌细胞间电耦联的改变与心律失常的发生关系更为紧密。基于上述研究结果,焦华琛教授开展了"青蒿提取物干预房颤左房心肌细胞缝隙连接蛋白 Cx43 重构的分子机制研究",这是对作用机制研究的创新。

（三）遵循科学规律

客观物质世界的结构和运动、人类社会的产生和发展都遵循着一定的规律,科学工作者的任务就在于认识和揭示这些规律,并且利用这些规律为人类服务。任何违背客观规律的研究一定得不到预期的结果。因此,选题的科学性是指所选课题应具有一定的科学理论和事实根据,即建立在总结过去有关的科学实验成果、理论思想的基础上,揭示客观发展规律,并且利用这些规律为人类服务。

临床研究选题的科学性，首先体现在来源方面，要科研选题来源于临床实践，不能违背一般的科学规律和理论，需要有客观事实或合乎逻辑推理的科学理论根据，查阅文献对其进行验证或分析，以确定选题的价值，而非臆想或凭空猜想。其次，还要正确处理传承和发扬之间关系，要传承精华而不拘泥于古，弘扬精粹而不脱离其宗，也可以说是对传统理念的进一步升华。另外，选题科学性还体现在研究设计层面，研究设计类型选择正确，研究因素、研究对象及观察指标的选择合乎研究目的的要求，设计规范严谨，技术路线清晰，方案具体可行，技术指标先进，统计学方法应用合理，这些都会使研究结论更具科学性。

例如，某研究选题的依据是前期针对肿瘤患者的外周血巨噬细胞进行的转录组学研究筛查到了某个 micRNA 与该病相关，但研究者在该选题中却把静脉内皮细胞作为研究对象，研究该 micRNA 在该病发病机制中的作用，科学依据不强，逻辑有缺陷，缺乏科学性。某探究太极拳训练对降低老年高血压患者血压的疗效的试验在设置纳入标准时，将年龄设置为 45～60 岁，年龄设置不恰当，在试验方案设计上缺乏科学性。再如，在评价某中成药对病毒性肺炎的疗效时，对照组选取左氧氟沙星作为对照药物，因喹诺酮类药物是治疗细菌感染的药物，不具有抗病毒的药性，所以该研究方案在设计上存在明显缺陷，不具有科学性。

（四）考量可行性

选题的可行性是指在选题时应充分考虑该课题是否具备实施的各种条件，包括申请者是否具备开展本项研究的工作经验和研究能力，是否具备相关的前期工作基础，申请单位是否具备相关的基本工作条件，课题组成员的知识与技术结构是否恰当，所需资金预算是否合理等。选题要从实际出发，量力而行，循序渐进，不可盲目自信，以免体量庞大而致难以保质保量按时完成课题，不仅影响课题结题，也会导致课题负责人诚信受损。因此，选题时要重视其可行性，合理设计。

例如，一位研究生拟立题评价某中药复方对糖尿病患者神经病变的疗效，拟在单中心纳入 1000 例受试者，治疗 3 个月，随访半年，对于研究生个人而言，该研究方案设计过于庞大，超出其研究能力范围和常规培养周期，不具备研究可行性。再如，某研究拟围绕原发性心脏恶性肿瘤开展单中心基因筛查，拟纳入受试者 60 例，期限半年，该研究的病例数量虽少，但考虑到原发性心脏恶性肿瘤的发病率仅为 0.12%～0.13%，研究者难以按期完成病例收集工作，因此也不具备可行性。

二、中医临床研究选题和开题的流程

好的科研选题都是在实践中发现了解决问题的思路，再经过临床调查和文献调研，建立科学假说，厘清研究思路，明确研究方向，最后完成开题报告或课题申报书。

（一）确定研究意向

研究意向即初步的研究思路。该环节具有一定偶然性或瞬间性，有时往往存在于易被我们忽略的微小细节之中，需要研究者善于观察，细心领悟，勤于思考。研究意向的初步形成虽然具有一定的偶然性，但这种偶然性并不是异想天开，而是源于对常见问题的总结和提升。归根结底，研究思路源自反复思考与探索，在平凡事件中发现不平凡之处。正如达尔文所言："科学就是整理事实，以便从中得出普遍的规律或结论。"例如，奎尼丁为钠通道阻滞剂，为Ⅰ类抗心律失常药物，是抗疟药奎宁的右旋体，丁书文教授受此启发，运用传统抗疟中药常山、青蒿治疗快速性心律失常，先后得到山东省教育厅、国家中医药管理局、国家自然科学基金委员会等的多项资助。这得益于对常见问题的深入思考，是由类推联想产生的思想火花形成研究初步思路的典型例子。

（二）检索文献

研究意向的初步构建往往是研究者粗浅和局限的认识，它是否具有创新性，其他研究人员在这个方向上做过什么相关研究，如何把意向进一步清晰化、条理化，进而建立工作假说，这些问题必须通过查阅文献来解决。

在阅读文献时，要注意作者如何建立工作假说、采取的研究设计和技术路线有无值得借鉴之处、研究数据和结论能否支持假说等关键内容，以便为自己建立工作假说和设计研究提供充分的理论基础和研究资料。基于以上内容，逐步厘清自己要解决的关键问题是什么，并设计出解决问题的具体方案，预期能取得什么样的结果。这些都是在为自己的选题进行铺垫，有助于阐述选题的必要性和可行性，并进一步完善充实选题的工作假说。

（三）建立科学假说

在初步确定研究意向和检索文献的基础上，在理论上对所研究的问题进行合理而充分的解释，进一步提出理论假说的过程叫作建立假说。建立假说是科研选题的核心问题，科研工作就是围绕假说而展开的，故又被称为科学假说，是最能反映项目创新水平的内容。因此，科学假说的提出是项目申请者在前期工作和大量阅读文献的基础上运用形式逻辑和辩证逻辑进行类比、归纳和演绎推理，并深入思考、不断提炼的结果。科学假说一定是具有科学性的命题，需要用科学、规范的方法去验证、探索，否则就是伪命题，不具有研究意义。

因此，科学假说要具有科学性、推测性、系统性和可验证性，能够补充完善现有研究尚不能完全解释的内容，甚至提出新的解决方法。

（四）确定课题名称

在建立科学假说后，研究者需要以更加明确和科学的形式表述要研究的问题，即确定课题的名称。科研项目名称应具有简明、具体、新颖、醒目的特点，能高度概括研究对象、研究方法和研究问题。研究者对所研究问题的理论、内容及方法进行全面细致的思考，反复酝酿后拟定名称，使其具有画龙点睛之效。例如，"四君子汤治疗慢性胃炎的临床与实验研究"，这类科研选题名称过于宽泛，难以体现研究的具体思路。

在进行文献筛选时，常采用"PICO原则"进行筛选规则的制订（图2-1），该原则也可用于指导课题名称制订。PICO是一种基于循证医学理论的将信息格式化的检索方式，即为population、intervention、comparison、outcome的缩写。PICO将每个问题分为四个部分，即 population（对象）、intervention（干预）、comparison（对照）、outcome（预后），课题名称也应包括上述元素。

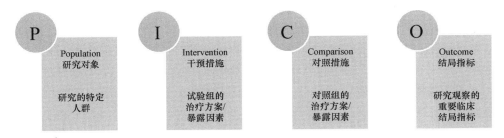

图2-1　PICO原则示意图

例如，丹参注射液（研究因素）改善急性心力衰竭患者（研究对象）左室重构的疗效（研究效应）；再如，《美国心脏病学会杂志》发表的《房颤患者使用达比加群和利伐沙班的疗效与安全性对比》一文，该研究以"房颤患者"为研究对象，以"达比加群"为干预措施，以"利伐沙班"为对照措施，以"疗效和安全性"为结局指标，该题目清晰展示研究内容，方便读者快速了解文章主旨。

选题名称的确定应充分考虑以下几点。

1. 简明 一个好的题目，应当简单明了，题目一般控制在 20～25 字。在初步确定题目后，要反复推敲，试着删掉多余的词，如"关于""探索""分析"等。例如，2003 年国家自然科学基金项目《钩藤提取物干预高血压血管重塑的机制研究》、2013 年国家自然科学基金项目《正常高值血压中医证候宏观量化诊断标准的建立及其代谢机制》，该类题目设置较为简洁、清晰。

2. 具体 具体即明确清晰，题目能具体反映出研究的内容、方法、水平、创新点及独特之处。用较少的文字反映丰富的含义，这需要研究者对研究题目进行反复推敲。例如，2019 年国家自然科学基金项目《基于 TGF-β 信号通路探讨丹参三七组分药对靶向保护动脉粥样硬化易损斑块内周细胞损伤的机制研究》，该题目明确体现了干预药物、研究对象及研究目的。

3. 新颖 新颖即创新性，研究者应尽可能将所研究的新理论、新技术及新方法等的创新之处和特点在题目上体现出来，让人读后留下深刻印象。例如，2017 年国家自然科学基金项目《高血压肝阳上亢证模型大鼠代谢节律稳态及钩藤调控机制研究》，该题目中"节律稳态"概念的提出使研究内容更具新颖性，更加吸引评审专家。

4. 醒目 文字精湛传神，引人入胜，使人读后产生要立刻继续读下去的欲望。例如，2017 年国家自然科学基金项目《基于非线性理论的房颤痰火扰心证自主神经调控起搏基因表达的研究》《从线粒体动力学探讨益气温阳中药提高心力衰竭运动耐量的机制研究》，这类题目就比较醒目引人。

研究者一般应确定几个题目，在反复比较后，选取一个比较贴切的题目，再进行修订。在试验或实验完成后，研究者还要对题目进行一番思考，考虑题目是否确切，还可以对其进一步修改完善。

（五）撰写开题报告

在完成文献综述并建立科学假说后，研究者应当围绕这一假说进行科学构思和研究设计，提出研究计划，来验证新假说，完成开题报告。开题报告的写作要点是注重选题的需求性和可行性。需求性包括该项研究对经济建设和社会进步的价值，是否具有较高的学术价值和应用价值，在研究方法上有无创新。可行性强调该项研究是否具备科研工作的基本条件，是否具备足够数量的、符合标准的研究对象，研究方法是否能够为患者所接受等。

在开题报告中，研究者应主要回答四个方面的问题：①我想要做什么？即研究的目标和具体内容；②我为什么去做？即理论依据、研究目的与意义；③我如何去做？即具体研究方案和研究方法；④为什么我能做？即研究工作基础、研究者已具备的科研能力和研究工作条件。

开题报告应包括以下内容。

1. 选题目的和意义　此段重点阐述该项研究的目的、理论意义和应用价值，该项研究可能产生的社会效益和经济效益，并对该项研究的必要性和可行性进行具体说明。

2. 国内外研究进展　主要阐述与本课题相关的同类研究，国内外目前的动态和水平，现已研究到什么程度，发展趋势是什么，提供背景资料，说明课题的起点，目前还有什么问题没有解决，拟在哪些方面进行研究，拟达到什么目标。段末须列出近3~5年的参考文献，包括作者、题目、杂志名称、年份、卷（期）、起止页码，一般需要包含一定数量的高水平外文文献。

在这部分内容的撰写过程中，研究者应注意不能把相关国内外研究进展像文献综述一样罗列详述，而应围绕选题要开展的研究内容，重点介绍该领域的研究现状及现有的研究成果，提出目前还有哪些尚未解决的问题，或在哪个层面上尚需要进一步深入探讨，甚至现有的研究结果在另一个新的研究领域尚未被证实。然后再阐述自己现有的研究内容及基础，引出自己的科学问题及科学假说，以便评审者对该选题背景进行理解和评阅。

3. 研究目标　研究目标应针对拟解决的科学问题，回答通过理论分析和试验研究等建立什么方法、探讨揭示什么规律或阐述什么机制等问题。研究目标可以分为阶段目标、最终目标，也可以分为具体目标和总体目标。这段内容主要是阐述本研究将达到什么目标及其理论意义和学术价值。研究目标的撰写应突出关键问题，明确精练，文字不宜过多，应注意不宜写得过于具体或过于夸大炫耀，否则会让人感觉目标难以达到，可行性较低。

4. 研究内容　研究内容是要回答拟解决的科学问题具体深入做什么，因此，研究内容应围绕研究目标，一项研究内容可以对应两个或更多的研究目标，亦可以几项研究内容对应一个研究目标。研究者在撰写研究内容部分时，应紧扣拟解决的科学问题，与研究方案、技术路线的逻辑一致，要有可行性，切忌"大题小做"，提倡"小题深做""小题新做"，有深度，有创新，重点突出地呼应选题。同时应注意研究内容的工作量要适当，确保在研究周期内按时完成。

5. 研究方案　如果说研究内容是回答做什么，那么研究方案就是回答怎样去做来完成研究内容，因此，研究方案应与研究内容相匹配，包括研究方法、技术路线、技术关键等。研究方案应主要说明选取什么标准的研究对象、观察哪些内容、通过什么方法和指标进行观察、如何对研究数据进行统计处理、将采取的技术路线或工艺流程、要达到的技术考核指标等内容。

在撰写研究方案时，应注意研究方案要与所提出的科学问题、研究目标、研究内容有逻辑上的对应关系，每部分试验就是为了说明怎样做来完成研究内容，从而回答所提出的科学问题。如果研究方案所涉及的试验不能全面回答上述问题，说明该研究方案不够完整，因此，研究方案和技术路线应是逻辑合理、思路清晰、可行且无漏洞的。

（1）研究对象：临床试验对象的选取标准包括诊断标准、纳入标准、排除标准，这部分内容还包括选取的研究对象例数和分组，分组的原则名称和方法，各组的治疗方法、疗程和剂量。

（2）研究方法：针对不同的研究对象和研究目的，合理选用公认、成熟且目前比较先进的研究方法。对于项目中比较关键重要的研究内容，我们可以选择2～3种不同的研究方法，从不同的角度和层次进行验证。若采用的是通用方法，可不必写明详细步骤，但应写明按××法，并将出处附列到参考文献中；若有改进，应注明改进点、改进依据及改进后的效果标准和评价；若操作复杂，方法不是主要创新点，可列为附录内容。

（3）统计方法：应说明本项研究的统计学设计采用了哪几种数据处理方法及标准，所使用的统计工具及软件名称。

（4）技术路线：技术路线是指具体试验中的技术路线及进行试验的程序和操作步骤，其作用是说明拟解决科学问题的途径、步骤、方法、内容之间的逻辑性。按试验过程依次择要叙述，要讲清楚每一个步骤关键点，要具有可操作性。撰写这部分内容应采取语言叙述与流程图相结合的方式。

（5）技术关键：技术关键是指在整个研究过程中的主要技术环节的关键点，关系着整个试验成败的核心技术等问题。研究者要说明技术关键的主要技术特征、指标、控制条件和掌握程度，以及可能出现的问题和处理措施。技术关键不能太多，只能写一两条。主要技术关键和技术诀窍不能等同起来，后者在标书中不宜说明。

研究目标、研究内容和技术方案反映了课题设计是否科学、严谨。在写作上，研究者应当把握文字，内容清楚、明白，具有条理性和可操作性；在具体内容上，要抓住设计的主要环节、标准、对照、指标、方法进行叙述；在立意上，突出"新"和"实"，研究思路新，研究方法新，技术路线新，工作扎实，内容真实，写作实在。这实际上也是科学精神在科研设计和标书撰写中的具体体现。

6. 年度计划与考核指标　年度计划与考核指标是一致的，一般以3～6个月为1个工作单元来安排计划和考核指标。1个工作单元可以并列安排不同分题任务。考核要有量化指标和可显示的内容，如观察病例数量、病案整理进度。

7.前期工作基础　前期工作基础是指与本研究有关的研究工作积累，包括临床研究中的小样本探索性试验已取得的阳性结果、与本研究直接或间接相关的预实验结果、在门诊中积累的病例资料显示了很好的治疗效果，以及在理论研究中取得的实质性进展等，还可以引申包括前期相同领域的研究所取得的成果、奖励、发表的学术论文及实验室建设等内容。

8.可行性分析　可行性分析是说明完成拟解决科学问题的各类主观、客观条件的可行性，包括理论上的可行性（如成熟的理论或学术思想基础）、技术上的可行性（如申请人或项目组成员的知识结构、技术水平等）、材料设备上的可行性等。

（六）开题论证、修改充实

请相关的专家进行评议把关，以利于发现问题、完善设计，甚或否定选题、推倒重来。总之，开题可以做到集思广益，达到事半功倍的效果，故研究者应高度重视，特别注意倾听不同学术观点与思路的意见，并予以充分考虑。

三、临床专业研究生学位论文如何选题

1.选择自身承担的科研课题　部分研究生有参与课题研究的经验，或已申请相关科研课题，可以此为基础，进一步优化方案，形成新的科研课题。

2.选择导师承担的科研课题　博士生导师、硕士生导师承担科研课题，可为研究生开展科学研究提供支撑。

3.整理导师的经验方　围绕导师临床诊疗经验，对经验方进行梳理、总结，以此作为申报科研课题的前期研究，这也是目前最常见的科研课题形式。

4.总结当地名医的经验　一方水土养一方人，各地因地域环境、人们生活习惯等因素不同，疾病表现及诊疗方法也常不同，即有一定的地域性，研究者也可将整理当地名家名方作为申报科研课题的前期研究，为将来的科研工作打下良好的基础。

5.梳理个人的经验　部分研究者通过总结自身工作经验，对发现的特色方药进行进一步研究，经文献检索研究和导师指导后，确有一定的研究意义，或有符合当下最新研究导向的问题，以此形成前期研究基础。

（张　磊　阚东方）

参 考 文 献

[1] 邓秀竹. 中医临床方案在综合医院的应用优势及发展前景[J]. 中医药管理杂志, 2024, 32(13): 186−188.

[2] 宋淑洁, 田双桂, 张盼, 等. 中医临床研究创新发展的需求分析与对策[J]. 时珍国医国药, 2022, 33(05): 1267−1269.

[3] 史大卓, 徐浩, 李立志, 等. 中医临床优势和发展方法思考[J]. 世界科学技术, 2000, (05): 19−22+66.

[4] 陈莉莉, 葛广波, 荣艳, 等. 中药在新冠肺炎防治中的应用和研究进展[J]. 上海中医药大学学报, 2020, 34(03): 1−8.

[5] 范逸品, 张华敏, 王燕平, 等. 新型冠状病毒肺炎中医疾病属性归类简析[J]. 中医杂志, 2020, 61(11): 921−927.

[6] 王饶琼, 杨思进, 谢春光, 等. 清肺排毒汤治疗新型冠状病毒肺炎的临床疗效观察[J]. 中药药理与临床, 2020, 36(01): 13−18.

[7] 王刚, 金劲松. 新型冠状病毒肺炎中医认识初探[J]. 天津中医药, 2020, 37(03): 247−250.

[8] 薛伯寿, 姚魁武, 薛燕星. "清肺排毒汤" 快速有效治疗新型冠状病毒肺炎的中医理论分析[J]. 中医杂志, 2020, 61(06): 461−462.

[9] 于明坤, 柴倩云, 梁昌昊, 等. 新型冠状病毒肺炎中医预防及诊疗方案汇总分析[J]. 中医杂志, 2020, 61(05): 383−387.

[10] 丁书文, 焦华琛, 王怡斐, 等. 传统经典名方应对心律失常疾病大有可为[J]. 陕西中医药大学学报, 2020, 43(01): 9−14.

[11] 丁书文. 心房纤颤的辨证施治[J]. 山东中医杂志, 2017, 36(01): 54−55.

[12] 焦华琛, 李晓, 李运伦, 等. 丁书文教授治疗早搏经验[J]. 中国中医急症, 2012, 21(12): 1924+1941.

[13] 丁书文, 李晓, 李运伦. 热毒学说在心系疾病中的构建与应用[J]. 山东中医药大学学报, 2004, (06): 413−416.

[14] 丁书文, 李晓, 李运伦, 等. 心系疾病中的热毒学说[J]. 中国医药学报, 2004, (10): 592−594.

[15] 焦华琛, 刘春英, 彭波, 等. 房颤大鼠心肌细胞缝隙连接蛋白 Cx43 磷酸化水平改变及青蒿提取物的干预作用[J]. 中华中医药学刊, 2013, 31(10): 2265−2267.

第三章

中医临床研究的设计原则和设计方案

对于一个科研项目而言，在确定选题以后，下一步就是如何进行研究设计。按照研究目的的要求，遵循临床研究的基本设计原则，选择适当的设计方案，重视临床设计的基本环节，从而使该项研究能获得预期且可靠的结果，同时避免在研究实施过程中出现不必要的人力、物力、财力和时间的浪费。

一、中医临床研究的步骤

（一）立题

立题为建立问题，即提出一个需要进行纵深论述的问题。立题是临床研究的起点。

（二）设计

一项临床研究，在经过立题阶段之后，便会形成一套比较成熟的全面设想。如何将这一设想加以条理化，研究者对此问题有什么认识，拟进行何种试验或观察，具体做法如何，预期的目标是什么，需要用多长时间来完成，需要哪些帮助和支持等，把这些问题按照一定的格式编写成文字资料，即为设计。设计通常是我们进行临床研究的桥梁。

（三）实施

实施就是将科研设计付诸实践的过程，实施的目的是获取临床研究的结果。在通常情况下，在临床研究的具体实施过程中发现的问题，可以反过来促进设计方案的不断优化。

二、中医临床研究的基本设计原则

（一）对照

1. 对照的概念和意义　对照（contrast）是指在临床研究过程中确立可供相互比较的组别。疾病的发生、转归、预后往往不是单因素作用的结果，而是受许多因素的影响，如气候、饮食、社会状况、个体禀赋、心理活动等。不同疾病也有其不同的自然进程和预后，部分疾病有自愈或自行缓解的倾向，如上呼吸道感染、期前收缩、早期高血压等。研究者如果不通过对照对非处理因素加以控制，则难以识别研究过程中的有关因素对于疾病的发生或结局的影响作用，这就大大降低了研究结论的真实性和可靠性。在评价药物疗效的临床试验中，不设立对照组带来的缺陷尤其显而易见。例如，正常高值血压人群的血压调控、急性上呼吸道感染的缓解、阵发性心律失常的转复等，究竟是其他因素影响的结果，还是疾病自身转归过程，抑或是药物的治疗效应，没有对照，无从得出结论。

对照的主要作用是鉴别处理因素与非处理因素的差异，从而确认处理因素的真实效应。合理均衡的对照可使组间的非研究性措施处于对等状态，使组间的基线特征具有均衡性或可比性，从而提高了结论的真实性。

2. 常用的对照方法　临床研究常用的对照方法包括试验对照、标准对照（阳性对照）、安慰对照、配对对照等。

（1）试验对照：指在一定试验条件下进行的观察与对比。例如，在观察中药贴敷外治疗法的降压作用的研究中，为了排除贴敷辅料的干预效应，研究者应该设立不加中药只有贴敷辅料的空白贴敷组。临床试验中的复合对照属于试验对照的范围。

（2）标准对照：即阳性对照，是以现有正常值或标准值为对照，或是在标准条件下进行观察的对照。这种对照形式在研究或评价某种药物或方法的疗效时较为常用，但应注意选择被公认或疗效确切的药物或方法作为对照，且该药物或方法的干预措施应与待评价药物或方法属于同种类型。"标准"的建立或疗效的"公认"是较为复杂的问题，因此，在应用标准对照的研究中，要特别慎重地进行结论推导。

（3）安慰对照：设置安慰剂对照的目的是克服研究者、受试者、参与评价疗效和安全性的工作人员等由于心理因素所形成的偏倚，最大限度地减少受试者和研究者的主观期望效应（expectant effect），控制安慰作用。设置安慰对照还可以消除疾病自然进展的影响，以衬托出试验药物的真实疗效及不良反应，因此，能够在试验条件下直接体现试验药物和安慰剂之间的差别。安慰剂是一种虚拟药物（dummy medication），其剂型、大小、颜色、重量、气味、口味等都与试验药物尽可能保持一致，但不含试验药物的有效成分。假操作（如假手术）也被视为安慰对照。在临床试验中，使用安慰对照要特别谨慎，必须以不损害受试者身体健康为前提，尤其须考虑其在伦理道德上的可行性。西医新药临床研究必须有安慰对照，中药新药临床研究不要求必须有安慰对照，有阳性对照即可，多采用"双模拟技巧"。中药的安慰对照在不少方面仍有困难，有待探索解决。

（4）配对对照：根据研究目的，将研究对象按对试验结果（或效应指标）有影响的有关条件（如年龄、性别、病情、病程等）配成对，再把每一对中的研究对象随机分配到各比较组中去。

在临床试验中，如果实施随机双盲对照，配对对照的使用常受到限制。病例对照研究常要求病例组与对照组的个体按一定条件（可能的混杂因素）进行配比，也被称为配对对照。

（二）随机化

1. 随机化的概念和意义　随机化（randomization）原则是指在抽样研究中，在抽取或分配样本时，每一个研究对象或观察单位都有完全均等的机会被抽取或分配到某一组，而不受研究者或研究对象主观意愿左右。随机化的概念是根据"随机事件"的"不确定性"而规定的。

随机化的意义在于使被抽取的观察对象能最好地代表其所来源的总体人群，并使各组间具有最大程度的可比性。在临床研究过程中，对照组与试验组除了研究因素（如服用某种药物）有所不同外，其他非研究因素（如年龄、性别、病情轻重、疾病分期等）应该是尽量一致、均衡的。达到这一目的的主要手段之一就是随机化。

2. 常用的随机分配方法　随机化的方法很多，现将临床研究中常用的随机分配方法简述如下。

（1）简单随机化：简单随机化又称完全随机化，是指以特定概率将受试者分配到每个比较组，概率可相等或不等（如1∶1分配或2∶1分配），可保持不变或可能改变，但受试者被随机分配到各个比较组的概率与基线协变量或受试者的治疗效果无关。

随机数字表法常被用于抽样研究及对样本的随机化分组。表中各数字相互独立，并可按需要视相邻的数字为任意位数的组合，无论按横行、纵列或斜向等各种顺序，均呈随机状态。研究者在使用时可从任意一个数字开始，按任意顺序取用，但起始数字代表的位数（如个位、十位、百位）和取用顺序应预先有所规定，不能在同一次取用中随意变更。

（2）区组随机化：区组随机化是指将受试者在每个区组内进行随机分配的过程，区组长度（计划纳入数）可以相同也可以不同。根据受试者进入研究的时间先后顺序，将其分成内含相等例数的若干区组，而后，区组内的受试者被随机分配至不同组别。需要注意的是，应对区组长度保持盲态，并且可以采取在同一研究中设置多个区组长度的方法，以减少分组的可预测性。

例如，将24名患者区组随机化分配至A、B两组，其步骤如下：①令每一区组内含4名受试者，则有6种排列方式，分别为1——AABB、2——ABAB、3——ABBA、4——BBAA、5——BABA、6——BAAB；②查随机数字表，得到1~6这6个数字的随机顺序，若为5、4、3、1、2、6，则最早进入研究的4名患者按上述第5种方式被分配至A、B组，即依次为B、A、B、A，其余类推。

区组随机化具有如下优点：①有利于保持组间例数的均等，即使末尾区组的分配未全部完成，两组相差的例数最多不超过区组所包含例数的一半；②有利于保持组间的可比性。

与简单随机化相比，区组随机化可以使同一时间段、同一区组内的受试者在各比较组间的分配比例更加符合研究者的预设要求。当受试者特征可能随入组时间变化，且完成所有受试者入组所需的时间较长时，区组随机化分配有助于减少季节、疾病流行等客观因素对疗效评价的影响，也可减少因方案修订（如入选标准的修订）造成的组间受试者比例失衡。

区组随机化的主要缺点在于，如果研究不是双盲试验，同时研究者又知道区组的含量大小，则研究者很容易事先知道每一区组最后一名患者的分组去向，进而导致选择偏倚或期望偏倚的产生。

（3）分层随机化：当疾病的转归（如疗效）受基线特征影响时，研究者可按这些特征先进行分层，然后于层内进行随机分配，以保持层内的组间均衡性。

例如，已知高血压的预后因素与血压的分级水平密切相关，据此，可把血压的分级作为分层因素，如图3-1所示，分组的最后结果是两组患者血压水平较为均衡。

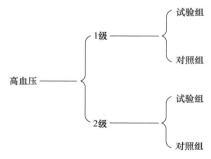

图3-1　高血压患者分层随机化分组

分层随机化的优点在于能保证各个层内的受试者的随机性，从而保证了组间的均衡性。缺点在于弱分层因素较多，可能会导致某些层内的受试者均在一个组别中，同时，过多的分层因素可能造成其他因素在比较组间的不均衡。因此，研究者应保证分层因素的合理性，避免次要分层因素过多。在分层的基础上，如果再对各层内实施区组随机化分配，则该随机化分配被称为分层区组随机化。

（4）多级随机化：多级随机化常被用于大范围的调查。它是将调查的单位按所属建制体系从上到下分级，逐级地按设计要求进行随机抽样，直至最终的独立调查单位。例如，在某大学 12 个学院中采用随机抽样的方法，将 12 个学院按规模分为 3 层后，在各层中分别随机抽取 2 个学院，共抽取 6 个学院；在 6 个学院内再各随机抽取 2 个专业，共 12 个专业；在 12 个专业中再随机抽取 2 个年级；以此类推，以抽取具有代表性的基层人群。

（三）重复

1.重复的概念和意义　重复（replication）即要求研究样本对于相应的总体具有代表性，它包含研究样本应具有与总体相应的同质性和样本含量足够等两个条件。这是为了保证从研究样本中所获取的信息、研究结论能推及具有同一性质的其他样本。

样本的代表性既具有性质方面的特征，也有数量方面的要求。临床研究需要根据研究目的，对纳入人群进行规范，以代表总的患者群体。研究对象的同质性要求研究对象的范围、特征、干预方法相同，并且所得结论能够推及总体同质人群。

足够的样本量是保证研究结论具有外推性的另一个重要条件。临床医学的研究对象是人，而生物学的差异是普遍存在的，并且无法以人为的方法加以控制和避免。同时，社会因素、自然环境、个体的思维和情感等也都对个体的健康或疾病状况具有重要影响。即使是同一疾病，不同个体的差异也常常异常明显，表现为不同的发病、转归和预后。因此，如果仅仅从少数或极有限的研究对象中获取关于疾病的病因、临床转归、治疗效果的信息，并据此推导结论，显然是片面且不完整的，有时甚至可能是错误的。临床研究结论只有建立在足够多的样本含量的基础上，才有可能尽量减少偏倚的影响。

2.临床研究实施重复原则的常用措施

（1）严格按照研究目的纳入研究对象：临床研究常以疾病作为研究的客体，因此，研究对象的性质与范围涉及下列几个方面。

①诊断标准：诊断标准（diagnostic criteria）是指能够正确诊断疾病或证候的现行公认的标准。其来源有以下几种。

A. 国际统一标准：如世界卫生组织（World Health Organization，WHO）关于高血压的诊断标准，欧洲心脏病学会（European Society of Cardiology，ESC）关于心肌梗死全球统一定义的诊断标准。

B. 国内统一标准：包括政府主管部门、全国性学术组织制定的诊断标准，如我国国务院组织修订的《新型冠状病毒感染防控方案》，中华医学会制定的《中国2型糖尿病防治指南》。

C. 地方政府主管部门或学术组织制定的诊断标准，如江苏省精神科质量控制中心制定的《江苏省精神科经颅磁刺激治疗技术管理规范专家共识》，广东省护理学会心血管护理专业委员会制定的《住院冠心病患者心理护理专家共识》。

研究者可根据疾病或干预方式要求，选择描述准确、认可度高的诊断标准。中药新药的临床试验常以中医概念的病、证为主体，若在评价对于现代医学疾病的疗效时，则同时需要现代医学的疾病诊断标准，但在疾病的概括总结方面，中医学与现代医学存在大量的概念差异，中医强调患者的症状特点，并据此进行疾病概括，如"眩晕""水肿""咳嗽"，而现代医学多强调人体的病理改变，如"高血压""短暂性脑缺血发作""慢性肾脏病""心力衰竭""上呼吸道感染""支气管炎"，中医学与现代医学对于疾病概括的不同使纳入人群存在差异，因而诊断标准需要兼顾两者。

②纳入标准：纳入标准（inclusive criteria）是指合格受试者应具备的条件。为了达到研究目的，保证研究实施的可行性，纳入人群应以诊断标准为基础，进行人群的特征限定。一般包括以下几个方面。

A. 对于病情、病型、病期、病程的规定。

B. 对于年龄、性别、婚姻状况的规定。

C. 对于职业、居住地、个人嗜好状况等的规定。

③排除标准：排除标准（exclusive criteria）是指不应该被纳入研究的条件，是对纳入标准的补充和强调，其目的在于排除纳入标准中不能代表总体的混杂因素。一般包括以下几个方面。

A. 同时患有其他病、证或合并症者。

B. 已接受相关治疗，可能影响效应指标观测者。

C. 伴有影响效应指标观测、判断的其他生理或病理状况，如月经周期，心、肝、肾损害影响药物体内代谢者。

D. 某些特征人群若被纳入研究则有悖伦理道德者，如孕妇，未成年人，高龄、过敏体质、病情危笃或疾病晚期的患者。

E. 不合作者，如不愿意接受研究措施或因患有精神病未能合作者。

F. 其他，如交通不便未能随访者。

上述排除标准并非绝对的。不同的研究目的常有不同的排除标准。如果一项研究旨在观察药物在肝肾功能损害人群中的剂量选择，那就不应该将肝肾功能损害者列入排除标准中。

④剔除标准：剔除标准（elimination criteria）是指排除违反方案操作的病例，例如，患者主动退出研究，研究过程中出现不良反应，违反研究方案合并用药，或未按照规定用药以致影响药物疗效判断，资料不全影响疗效和安全性的判断等。一般包括以下几个方面。

A. 试验期间受试者不配合随机入组。

B. 试验开始后发现受试者不符合病例纳入标准，不应当进行随机化。

C. 在随机化之后无任何数据。

D. 受试者依从性差，未曾使用试验药物。

E. 患者主动要求退出试验。

值得一提的是，临床研究常须设立对照，若是不同群体间的比较，则对照人群也应有相应的诊断标准、纳入标准、排除标准和剔除标准；若某些研究以健康人为受试者或对照人群，则必须根据具体研究目的，予"健康人"以定义和标准。

诊断标准、纳入标准、排除标准和剔除标准是确定合格受试对象的互为补充且不可分割的必备条件。研究者在临床研究的实施过程中必须严格遵守标准，避免偏倚的产生，包括由主动选择研究对象、任意变换抽样方法造成的选择偏倚，调查对象对疾病史回忆不清、研究者有意识地深入关注某些特征造成的信息偏倚等。可以设想，当研究者进行一项旨在治疗湿热泄泻的临床试验时，将脾虚泄泻者也纳入研究，这必然影响该药的疗效评价。

（2）保证临床研究有足够的样本量

①决定样本量的有关因素：理论上，样本量越大，研究结果越接近总体人群。研究者通常需要根据研究目的、设计类型、干预措施来确定样本量。一般来说，随机对照试验所需的样本含量与下列因素有关。

A. 组间效应差异的程度。根据已有研究，干预方式若对患者产生的效果越明显，则越容易产生较高的检验效能，所需样本量越小。

B. 统计资料的性质。常见的设计包括均数间差异性比较、率间差异性比较等。若有多个效应指标，则应对每个效应指标进行样本量估计，以样本量最大者为研究的样本量。

C. 统计推断的严格程度。即以显著性检验为基础所进行的统计推断所得出的结论与真实情况相符合的程度。

②样本量的估算：在临床试验开展前进行样本量估算是评估试验质量的重要依据之一。为确保临床试验的科学性和可靠性，必须确保受试者数量足够，以满足统计学显著性检验的要求。合理的样本量计算可以最大程度地降低随机误差的影响，确保得到具有代表性且真实可靠的试验结果。这不仅有助于高效利用资金、人力和时间资源，同时也提高了试验的科学性和可信度。

样本量大小应根据研究目的、设计类型、资料性质、接受的处理因素、研究对象的种类、研究阶段、统计方法等因素来决定，同时一般假设检验与等效性试验、优效性试验、非劣效性试验不同，具体举例如下。

A. 均数间差异性比较的样本量估算

a. 估计总体均数的样本量估算：已知某地成年男子收缩压的标准差（s）为 6.1 mmHg，现在某研究者想进一步了解该地区成年男子心率的总体平均水平，若规定误差（δ）不超过 5 mmHg，取 $\alpha=0.05$，需要多少样本量？

$$n = \left(\frac{Z_{\alpha/2}\sigma}{\delta} \right)^2$$

其中，$Z_{\alpha/2}$ 为第一类错误概率的 Z 值，n、δ、σ、s 分别为样本量、允许误差、总体标准差和样本标准差，经计算，$n=147$。

b. 估计总体率的样本量估算：某研究欲调查大学生近视的发病率，已知大学生近视的发病率约为 80.0%，要求正式调查时样本所得发病率与已知发病率相差不超过 5% 的可能性不大于 0.05，如果采用简单随机抽样，需要多少样本量？

$$n = \pi_0 \left(1 - \pi_0\right) \left(\frac{Z_{\alpha/2} + Z_\beta}{\delta} \right)^2$$

其中，$Z_{\alpha/2}$ 为第一类错误概率的 Z 值，Z_β 为第二类错误概率的 Z 值，n、δ、π_0 分别为样本量、允许误差、已知的总体率，经计算，$n=672$。

c. 随机设计中估计样本均数与总体均数的样本量估算：某药厂评价某种药物对高血压的疗效，要求用药后舒张压下降 10 mmHg 才认为该药有实际疗效。以往试验表明，舒张压下降量的标准差为 18 mmHg。规定 $\alpha=0.05$，检验效能 $1-\beta=0.90$，需要多少样本量？

$$n = \left[\frac{(Z_{\alpha/2} + Z_\beta)\sigma}{\delta} \right]^2$$

其中，$Z_{\alpha/2}$ 为第一类错误概率的 Z 值，Z_β 为第二类错误概率的 Z 值，δ 为要求的区分度，σ 为总体标准差或其估计值 s，经计算，$n=34$。

d. 随机设计中两组样本均数比较的样本量估算：某药厂欲比较新研发的降压中

成药与标准降压药的疗效，已知标准降压药能使血压平均水平下降 15 mmHg，期望降压中成药能使血压平均水平下降 10 mmHg，降压值的标准差为 10 mmHg。规定 $\alpha=0.05$，检验效能 $1-\beta=0.90$，需要多少样本量？

$$n_1 = n_2 = \frac{1+1}{1} \times \left[\frac{\left(Z_{\alpha/2} + Z_\beta \right) \sigma}{\delta} \right]^2 = 2 \times \left[\frac{\left(Z_{\alpha/2} + Z_\beta \right) \sigma}{\delta} \right]^2$$

其中，$Z_{\alpha/2}$ 为第一类错误概率的 Z 值，Z_β 为第二类错误概率的 Z 值，δ 为容许误差，两均数之差，σ 为总体标准差，经计算，$n=84$。

e. 配对设计中两组样本均数比较的样本量估算：用某药治疗慢性肾脏病 3～5 期患者后，肾小球滤过率平均增加 15 mL/（min·1.73 m²），其标准差为 25 mL/（min·1.73 m²）。假定该药确能使肾小球滤过率增加，规定 $\alpha=0.05$，$1-\beta=0.95$，需要多少样本量才能得出服药前后肾小球滤过率之间的差异有统计学意义的结论？

$$n = \left[\frac{\left(Z_{\alpha/2} + Z_\beta \right) S_d}{\delta} \right]^2$$

其中，$Z_{\alpha/2}$ 为第一类错误概率的 Z 值，Z_β 为第二类错误概率的 Z 值，δ 为容许误差，两均数之差，S_d 为总体标准差，经计算，$n=58$。

f. 随机设计多样本均数比较的样本量估算：某中医院应用中西医结合方法治疗湿热证、气虚证、气滞证高甘油三酯血症患者，单纯西药为对照组，观察中西医结合治疗对不同证型患者血清甘油三酯的降低效果，根据相关资料，湿热证患者的血清甘油三酯为 2.44±0.32 mmol/L，气虚证患者为 2.40±0.36 mmol/L，气滞证患者为 2.31±0.29 mmol/L，对照组为 2.51±0.32 mmol/L。该项临床研究估计需要多少样本量？

$$n = \psi^2 \left(\sum_{i=1}^{k} \sigma_i^2 / k \right) / \left[\sum_{i=1}^{k} \left(\mu_i - \mu \right)^2 / \left(k-1 \right) \right]$$

其中，n 为各组样本所需的例数，σ_i 为各组的总体标准差，μ_i 为各组总体均数，$\mu=\Sigma\mu_i/k$，k 为所比较的样本组数，以 α、β、$v_i=k-1$、$v_2=\infty$，查 ψ 值表得到 ψ 值，经计算，$n=71$。

B. 率间差异性比较的样本量估算

a. 随机设计中两组样本率比较的样本量估算：拟研究新研制的中成药对室性期前收缩的治疗效果，经预实验，试验药有效率为 80.0%，对照药有效率为 60.0%。临床试验每组需要多少样本量？

$$n_1 = n_2 = \left(Z_{\alpha/2} + Z_\beta \right)^2 2p\left(1-p \right) / \left(p_1 - p_2 \right)^2$$

其中，$Z_{\alpha/2}$ 为第一类错误概率的 Z 值，Z_β 为第二类错误概率的 Z 值，p_1、p_2 为总体率的估计值，p 为合并的率，经计算，$n=110$。

b. 随机设计中多组样本率比较的样本量估算：某医院观察复方甲、乙和丙三种中药治疗某病的效果，初步观察结果为复方甲的有效率 85.5%，复方乙的有效率为 80.5%，复方丙的有效率为 75.5%，正式试验需要多少样本量？

$$n = \frac{2\lambda}{\left(2sin^{-1}\sqrt{p_{max}} - 2sin^{-1}\sqrt{p_{max}}\right)^2}$$

其中，P_{max} 和 P_{min} 分别为最大率和最小率，λ 是根据 α、β、自由度 $v=k-1$，查 λ 界值表所得，$\lambda_{0.05, 0.10, 2}=12.65$，经计算，$n=392$。

C. 优效性试验、等效性试验和非劣效性试验的样本量估算

a. 优效性试验的样本量估算：已知某中药水丸的治愈率是 60%，制成蜜丸后，该中药复方以组分中药进入临床研究阶段，估计其治愈率可达到 80%。研究者认为该新药疗效至少要优于中药水丸 12% 才有临床意义，临床试验需要多少样本量？

$$n_c = \frac{\left(Z_{1-\alpha} + Z_{1-\beta}\right)^2}{\left(\pi_r - \pi_c - \Delta\right)^2}\left[\frac{\pi_r\left(1-\pi_r\right)}{K} + \pi_c\left(1-\pi_c\right)\right]$$

设定检验水准 $\alpha=0.05$（单侧），把握度 $1-\beta=0.80$，优效性界值 $\Delta=15\%$，等比例分配优劣性试验，试验组与对照组例数的比值 $K=1$，经计算，$n=385$。

某研究用中药治疗高甘油三酯血症，治疗组甘油三酯水平为 4.3 mmol/L（标准差为 1.6 mmol/L），对照组甘油三酯水平为 3.5 mmol/L，期望甘油三酯水平能降低至 1.7 mmol/L，每组需要多少样本量？

$$n_c = \frac{\left(Z_{1-\alpha} + Z_{1-\beta}\right)^2 \sigma^2\left(1+\frac{1}{K}\right)}{\left(\mu_r - \mu_c - \Delta\right)^2}$$

设定检验水准 $\alpha=0.025$（单侧），把握度 $1-\beta=0.90$，优效性界值 $\Delta=0.346$，试验组与对照组例数的比值 $K=1$，经计算，$n=50$。

b. 等效性试验的样本量估算：某中药和对照药的治愈率估计均为 60%，两药治愈率之差不超过 10% 即可被认为等效，欲评价该中药和对照药是否等效，每组需要多少样本量？

$$n_c = \frac{\left(Z_{1-\alpha} + Z_{1-\beta/2}\right)^2}{\left(\Delta - |\pi_r - \pi_c|\right)^2}\left[\frac{\pi_r\left(1-\pi_r\right)}{K} + \pi_c\left(1-\pi_c\right)\right]$$

设定检验水准 $\alpha=0.025$（单侧），把握度 $1-\beta=0.80$，等效性界值 $\Delta=10\%$，试验

组与对照组例数的比值 K=1，经计算，n=1002。

已知某中药汤剂可治疗 2 型糖尿病，该汤剂经优化工艺后，以组分中药进入临床研究阶段，为研究其疗效有无变化，须进行等效性试验。估计两药的疗效指标空腹血糖值相差 0.5 mmol/L，两药的标准差为 2.8 mmol/L，研究者认为，两药的疗效相差不超过 1 mmol/L 即可被认为两药等效，每组需要多少样本量？

$$n_c = \frac{\left(Z_{1-\alpha/2} + Z_{1-\beta/2}\right)^2 \sigma^2 \left(1 + \frac{1}{K}\right)}{\left(\Delta - |\mu_r - \mu_c|\right)^2}$$

设定检验水准 α=0.025（单侧），把握度 $1-\beta$=0.90，等效性界值 Δ=1 mmol/L，试验组与对照组例数的比值 K=1，经计算，n=1309。

c. 非劣效性试验的样本量估算：已知某对照药的治愈率为 80%，某中药的治愈率为 75%。在随机对照试验中，如果中药治愈率比对照药最多差 10%，其疗效即可被接受，每组需要多少样本量？

$$n_c = \frac{\left(Z_{1-\alpha} + Z_{1-\beta}\right)^2}{\left(\pi_r - \pi_c + \Delta\right)^2} \left[\frac{\pi_r\left(1 - \pi_r\right)}{K} + \pi_c\left(1 - \pi_c\right)\right]$$

设定检验水准 α=0.025，把握度 $1-\beta$=0.80，试验组与对照组例数的比值 K=1，经计算，n=322。

研究者欲比较某中药的降压效果与阳性化学药物的差异，拟开展一项随机对照非劣效性试验。已知阳性化学药物与该中药的降压水平差值为 10 mmHg，标准差为 4 mmHg，每组需要多少样本量？

$$n_c = \frac{\left(Z_{1-\alpha/2} + Z_{1-\beta/2}\right)^2 \sigma^2 \left(1 + \frac{1}{K}\right)}{\left(\mu_r - \mu_c + \Delta\right)^2}$$

设置非劣效性界值 Δ=7 mmHg，规定检验水准 α=0.05，把握度 $1-\beta$=0.80，试验组与对照组例数的比值 K=1，经计算，n=63。

（四）盲法

1. 盲法的概念和意义　盲法（blind method）是指在临床研究过程中，对指标的观测、数据的收集和结论的判断应在未知研究对象分组的前提下进行。其主要方法是对研究的观测者、执行者和受试者隐瞒组别和干预措施的具体内容，使所得的临床资料和分析结果不受主观意愿的影响。

盲法的目的在于为提出的假说提供一个可靠、无偏倚的论证。盲法的实施必须在遵循伦理学原则的前提下开展，有一系列设计原则和具体执行的方法学要求。如果出现某种异常反应，为了受试者安全，则需要进行"破盲"，情况严重者则需要考虑试验的整体安全性，甚至终止试验。此外，在非盲性临床治疗试验中，受试者可能对新疗法尚有怀疑或对传统疗法已失去信心而中途退出试验，使研究结果难以得到正确的评价。

2. 盲法的种类及实施

（1）单盲法：在实施一个研究方案时，仅对受试者隐瞒分组和干预药物，但研究人员非盲，此为单盲试验。例如，为评价针灸足三里对急性胃肠炎的疗效，研究者给予试验组受试者针刺足三里，给予对照组受试者针刺足三里旁开1寸处肌肉组织，则该研究方案对针刺操作人员未设盲，而仅对受试者使用盲法。

单盲法简单易行，可以帮助研究者应对并处理受试者的不良反应，尤其是针对可预知的某种不良反应，如各种肿瘤化疗方案，有利于保障受试者安全。但单盲法最大的缺点是无法克服研究者方面的偏倚。研究者往往期望试验治疗优于对照治疗，对试验组受试者给予过多的关注，从而出现各种测量偏倚，甚至夸大试验组效果，导致研究结果偏离真实。

（2）随机双盲法：研究执行者和受试者均不知道自己属于治疗组还是对照组，以及自己接受的干预是试验药物还是对照药物，这就要求两种制剂的外观、质地、口感和疗程相同，此为随机双盲对照试验。

执行双盲法的临床试验时需要注意以下事项。

①试验过程中需要有严格的管理制度，对于受试对象需要进行严格观察，并认真记录，尤其是不良反应，严重者需要"破盲"。

②当药物本身要求不同的服用方法时，如试验药物需要每日服一次，对照药物需要每日服两次，两种制剂除外观保持一致外，研究者还需要准备与试验药物质地、口感相同的安慰剂与对照药物匹配，如下所示。

A. 试验组：试验药物、安慰剂，每日两次（各服）。

B. 对照组：对照药物、对照药物，每日两次（各服）。

③在实施双盲法的过程中，需要有"局外"的管理与监督者，他们仅参与研究的设计、药物编码的控制与保密、资料的保管与分析等，他们并不直接参与临床研究的观测和数据收集。当临床研究结束且数据分析完成时，密码控制者予以"揭盲"，"揭盲"时应有主要研究人员在场。

（3）三盲法：三盲法是在双盲法的基础上要求对数据处理和资料统计分析设盲的盲法。大量多中心随机对照试验往往需要以统计学专家为首的资料管理小组承担数据处理和资料统计分析，该小组可独立于临床试验执行人员，成为第三方。资料统计分析者仅知道不同组别的资料，不知道各组的干预措施，可以保障结果的真实性。

三盲法的临床试验更为可信，但对于中小型临床试验是否需要进行三盲，需要依据课题实际情况。但在试验过程中，如果临床执行人员和受试者的盲法执行不严格，造成基础资料缺乏真实性，三盲法也没有应用意义。

3. 有关问题讨论

（1）单病例随机对照试验的盲法：单病例随机对照试验是对同一个受试者实施双盲、随机、多次的交叉对照研究，评价某种药物与安慰剂或另一种药物的疗效比较，用于指导个体病例的最佳治疗，受试者既是试验组也是对照组。研究者在每轮试验中需要采用随机数字表法等方法隐藏分配方法，对试验期和对照期的顺序进行分配，同时还须对受试者和统计分析人员实施盲法。

单病例随机对照试验多用于研究以下情况：①罕见疾病的试验性治疗；②选择药物最优剂量；③拓宽药物适用范围；④验证疗效或安全性仍存在疑虑的干预措施；⑤验证起效快、半衰期短的干预措施。

（2）双盲双模拟法：当试验药物与对照药物难以保持一致时，为保证双盲，需要使用双盲双模拟法，如下所示。

①试验组：试验药物（片剂）+对照安慰剂（液体制剂）。

②对照组：对照药物（液体制剂）+试验安慰剂（片剂）。

无论是哪种剂型，均要求安慰剂与对应药物外观、色泽、口感等没有差异，以保证盲法。

三、常见中医临床研究的设计方法与实例分析

（一）常见临床研究的类型与分级

对于临床研究，做好研究设计方案尤为重要。临床研究设计是进行临床科研的前提，即提出合理的研究问题，并围绕该问题设计科学、有效的研究方案进行论证。

根据研究资料不同，目前临床常用的研究设计类型分为原始研究（original research）和二次研究（secondary research）（图3-2）。

原始研究是指研究人员根据自己的研究假设或问题，设计、实施研究方案，获取、分析研究数据，讨论并得出结论。根据是否对研究对象进行人为干预，原始研究可以分为试验性研究和观察性研究两种。

试验性研究（experiment study）是一种直接收集数据的方法。它通过选择合适的群体，采用不同的手段来控制相关因素，检测群体间的反应差异。它利用科学研

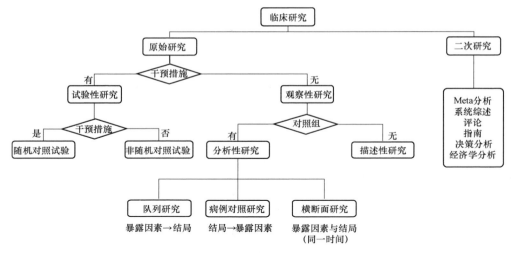

图 3-2　临床研究分类

究的原理和方法，主要目标是建立变量之间的因果关系。它是一种受控的研究方法，通过改变一个或多个变量来评估它们对另一个或多个变量产生的影响。试验性研究根据是否遵循随机对照原则，可以分为随机对照试验和非随机对照试验两种。

观察性研究（observational study）是指在自然状态下观察、记录并描述分析研究对象的特征。这类研究的特点是在整个过程中不对被观察者施加任何干预因素。可以根据某种特征将被观察者分组，但不需要随机分组。根据主要目的的不同，观察性研究可分为描述性研究和分析性研究。描述性研究可以了解暴露与结局在某一人群中的分布。分析性研究则是为了推断暴露与结局间的关联。

二次研究是利用已有的医学临床研究数据进行再分析的一种研究方法。与传统的原始研究相比，二次研究不需要额外地收集数据，可以利用已有的大量数据资源，提高研究效率，降低研究成本。其中，文献综述和系统综述是最常见的二次研究，但两者之间存在显著的差异。文献综述往往没有明确且可重复的文献检索策略，文献选择主观性强，入选文献的质量可能参差不齐。这些问题可能导致结论受到主观因素的影响，低质量的研究结果也可能会影响文章结论和读者判断等。相比之下，系统综述需要设置严格的文献纳入标准，并对文献进行筛选和质量评估，对数据进行再分析，以形成循证证据，从而更好地指导临床诊疗实践。

对于常用于病因学、危险因素、疾病预防与治疗及预后等方面的研究设计，加拿大麦克马斯特大学（McMaster University）根据论证强度和研究者是否能够主动控制研究因素，将其分为四个等级（表 3-1）。这种分类方法可帮助研究人员更好地理解研究的论证强度和有效性，进而更好地应用这些研究成果来指导医疗实践。

表 3-1 临床研究设计方案分级

分级	研究特点
一级设计方案	• 为前瞻性随机研究设计方案，有对照组 • 研究者可主动控制研究干预措施或可能影响研究结果的有关偏倚因素 • 论证强度佳 • 本级设计方案包括随机对照试验、半随机对照试验、交叉试验等
二级设计方案	• 属于前瞻性研究，有对照组 • 研究者不能主动控制干预措施，亦不能有效控制若干偏倚因素对研究观测结果的影响 • 本级设计方案包括队列研究及前-后对照研究
三级设计方案	• 多设有对照组 • 不能主动控制干预措施 • 本级设计方案包括横断面研究、病例对照研究等
四级设计方案	• 为叙述性研究，包括临床系列病历分析、个案总结及专家评述等 • 科学论证强度通常较弱

1. 随机对照试验　随机对照试验（randomized controlled trail，RCT）是指通过随机化分配，把合格的研究对象分到不同的比较组，使非研究因素在组间尽可能保持均衡，每组给予不同的治疗或干预措施，随访观察一定时期，比较各组结局，科学地评价某种措施的效果。目前，随机对照试验被公认为临床研究的金标准。

中药复方是传统中医药进行临床治疗的最主要形式，但临床试验报告的统一标准（consolidated standards of reporting trials，CONSORT）声明及其草药及针刺的扩展版均未能有效提升中药复方临床随机对照试验报告的质量。因此，由中医药临床专家、方法学专家、流行病学专家和医学期刊编辑组成的工作组，草拟并发表了报告规范初稿，制订了《中药复方临床试验报告的统一标准》（CONSORT–CHM formulas），以期提升中医药临床试验的规范性。

（1）设计原则：随机对照试验的设计遵循三个基本原则，即随机原则（randomization）、对照原则（control）、盲法原则（blinding）。随机分组是双盲设计的前提条件，双盲设计可使研究者和受试者双方均无法知晓分组结果，可确保随机化不被破坏。

①随机原则：随机原则是临床科研的重要方法和基本原则。通过随机分组，所有的受试者有相同的机会被分配到干预组或对照组。相比于其他研究方法，随机对照试验有三大优势，首先，随机化可以消除由分配治疗方案引发的选择偏倚；其次，随机化可以确保对研究者、受试者和评价者实行盲法；最后，随机化允许用概率来表示各组之间的结果差异仅由机遇造成的可能性。

②对照原则：对照组的选择分为阳性对照组（即给予会产生预期阳性效应的药物或其他干预手段）和阴性对照组（或安慰剂组）。最常用的对照方式是阳性对照，一般要求阳性对照药物是相关领域内公认的、对研究的适应证疗效最为肯定并最安全的药物，并且原则上必须与治疗药物的药理作用类似，同时剂型、给药途径等因素也须保证有较好的同质性。如果设置阴性对照组，受试者须知晓阴性对照组的存在，且自身有一定的概率接受安慰剂治疗。

③盲法原则：随机对照试验通常采用双盲设计（double blind），即无论是受试者还是研究者，均不知晓具体的干预措施，从而避免数据收集和评价过程中可能出现的偏倚。

（2）设计模式

①平行随机对照试验（parallel randomized controlled trial）：平行随机对照试验为标准的随机分组对照试验，包括试验组和对照组。试验组接受待评估的干预措施，对照组通常为安慰剂或阳性对照药物。采用随机分配的方法，将符合纳排标准的研究对象分别分配到试验组与对照组，然后接受相应的干预措施，在一致的条件环境下，同步地进行研究和观察试验效应，并用客观的效应指标，对试验结果进行测量和评价。

例如，吴以岭院士团队牵头开展的《芪苈强心胶囊治疗慢性心衰有效性与安全性的评价：多中心、随机、双盲、安慰剂平行对照临床试验》，该研究纳入512例慢性心力衰竭（chronic heart failure，CHF）患者，所有CHF患者除了接受心衰标准药物治疗外，同时被随机分配服用安慰剂或芪苈强心胶囊，经历连续12周的治疗。研究结局变量为受试者血浆N末端脑钠肽前体（NT-proBNP）水平的变化。该研究发表在美国心脏病学会会刊、国际心血管领域顶级杂志《美国心脏病学会杂志》，因设计严谨、效果显著，被评价为"利用最新科技研究传统中药活性成分，开启了心力衰竭协同作用的希望之门"。

②整群随机对照试验（cluster randomized controlled trail）：当干预措施影响的是群体而非个人时，可采用整群随机对照试验设计。整群随机对照试验将具有某些共同特征的个体构成整群（如家庭、社区等），将其随机分配到不同处理组进行研究，基于整群作为研究对象进行干预和随访，并比较不同处理组的效应。目前这种设计方案被广泛应用于健康教育、健康行为和卫生保健制度等非治疗性干预措施的评价中。这些干预措施的对象通常是群体，如对一所学校的学生进行教育或对一间病房的患者进行健康宣教。

例如，基于学校儿童及其家庭的减盐干预研究（School-EduSalt），该研究采用整群随机对照试验设计评估了针对学龄儿童的教育计划是否可以降低儿童及其家庭的盐摄入量。研究者将学校（群组）随机分配（1：1）到干预组或对照组，分配至干预组的学校的学生接受限盐教育课程。

③单病例随机对照试验（N-of-1 trial）：单病例随机对照试验旨在评估某种干预措施对单个受试者的影响，是一种基于单个病例进行的双盲、随机、多周期二阶段交叉设计的随机对照试验。该类型试验更加注重个体化治疗效果，符合循证医学的要求，并为个体患者的决策提供了强有力的证据。单病例随机对照试验常用于评价某种药物与对照药物的疗效。一般安排两种干预，并安排三个或三个以上周期，每个周期形成一个二阶段交叉设计，随机分配每个周期两个阶段的干预，相邻阶段之间安排一个洗脱期，相邻周期之间亦安排一个洗脱期。此外，单病例随机对照试验的报告规范可参考单病例随机对照试验的 CONSORT 扩展 CENT-2015（CONSORT extension for reporting N-of-1 trials）。单病例随机对照试验适用于慢性、稳定或缓慢进展的疾病，特别是那些具有明显症状或已确定有效生物标志物的疾病。但对于急性或快速进展的疾病，不适用单病例随机对照试验。

例如，WE-MACNUTR 研究采用单病例随机对照试验设计，揭示了个体对不同脂肪和碳水化合物摄入比例的膳食的餐后血糖反应，通过贝叶斯后验概率分析模型分别鉴别出高碳水饮食敏感和高脂肪饮食敏感的个体。该研究纳入 30 例健康青年人，采用高脂肪、低碳水化合物和低脂肪、高碳水化合物两种饮食方案进行干预，穿插六天的洗脱期，进行连续血糖监测，共进行了三个周期。该研究设计有助于更好地理解个体的反应差异，并为制订个性化的膳食干预措施提供了重要的依据。

④析因设计随机对照试验（factorial design randomized controlled trial）：析因设计是一种随机对照试验的设计方法，旨在同时研究两种或多种因素对疾病治疗效果的影响。与单因素随机对照试验相比，析因设计可以更全面地评估各个因素及其相互作用对治疗效果的影响，提高研究的效率和科学性。在析因设计随机对照试验中，将两种或多种因素（如治疗方法、剂量、时间等）的每一水平组合起来，形成一个试验因子组合设计矩阵，每个试验组的治疗方案均为不同因素水平的组合。研究者将患者随机分配到各个比较组，并在严格控制其他影响因素的情况下进行治疗和随访，收集数据后进行统计分析，评估各个因素及其相互作用对治疗效果的影响。

例如，AUGUSTUS 是一项多中心、2×2 析因设计随机对照试验，在心房颤动合并急性冠状动脉综合征和/或经皮冠状动脉介入治疗患者中评估了不同抗栓方案的有效性和安全性。在这项研究中，4614 例受试者被随机分配到开放标签的阿哌沙班或华法林组，再分别给予阿司匹林或安慰剂治疗（双盲）。

⑤交叉设计随机对照试验（crossover design randomized controlled trial）：交叉设计随机对照试验与普通随机对照试验的不同之处在于，该研究类型包含两个阶

段。第一阶段中的试验组和对照组的研究对象将会在第二阶段中交换位置，并且两个阶段之间还设计洗脱期用以消除第一阶段的治疗效果，同时降低患者的心理效应，以免影响第二阶段的结果。该设计是在同一个体内进行两种干预方式的效果比较，其优点是有助于消除个体差异，使研究结果具有更好的一致性，还在一定意义上增大了样本量。与此同时，由于交叉设计不仅包含两个阶段的干预时长，且还需要结合药物半衰期来制订洗脱期，整体研究时间明显增加，在一定程度上可影响受试者的依从性，导致研究脱落率增加，从而影响研究结果。交叉设计随机对照试验的报告也需要遵循 CONSORT 的扩展声明。

例如，Zoe A.Stewart 等设计了一项开放标签、随机、交叉研究，此项研究的目的是评估自动胰岛素泵治疗妊娠期 1 型糖尿病患者的效果和安全性。20 例受试者被随机分配到了自动胰岛素泵组和传感器增强型胰岛素泵组，进行两周的治疗。治疗结束后，经过两周的洗脱期，两组的治疗措施互换再治疗两周。

⑥实用性随机对照试验（pragmatic randomized controlled trial，PRCT）：实用性随机对照试验由 Schwartz 和 Lellouch 两位学者在 1967 年首次提出。在评估新药或药物的新适应证时，传统的双盲、安慰剂对照的 RCT 获得的结果具有高度解释性，可以作为最优的临床证据。然而，由于受试者须经过严格的纳入、排除才能入组，并在理想状态下得到相应干预措施，这限制了研究结果的外部解释性。相比之下，PRCT 属于真实世界研究，研究的纳入标准更为宽松，可用于评价临床上可行的两种或多种干预措施，对照组通常选用常规治疗，干预措施也可不完全一样，研究者可根据实际情况及研究手册进行调整。结局指标没有限制于实验室检查或特定症状体征的改变，结局指标的选择更注重患者真正关心的结局，如整体健康状况、生活质量、预后等，卫生经济学评价也可以作为结局指标。PRCT 结合了真实世界数据和随机化设计的优势，可在一定程度上弥补 RCT 的不足，但因其一般不对受试者和研究人员实施盲法，会使研究结论存在偏倚。PRCT 的报告需要遵循 2008 年 CONSORT 的扩展声明。

例如，K J Thomas 等为了评估短期针灸是否能改善初级保健中持续性非特异性腰痛患者的长期预后，设计了一项开放标签的、实用随机对照研究。研究是在英国约克的 3 个私人针灸诊所和 18 个全科诊所中进行的，力求接近正常的诊疗环境，而非在试验环境控制严格的场所中进行。

⑦Zelen 设计随机对照试验（Zelen's design randomized controlled trial）：传统的随机对照试验设计要求在随机分配干预措施前获得受试者的知情同意。从受试者的角度来说，他们倾向于接受疗效更好的干预措施。针对这种情况，哈佛大学教授 Marvin Zelen 于 1979 年提出 Zelen 设计随机对照试验。该设计首先将受试者随

机分为两组，第一组为对照组，采用标准干预措施，第二组则进入知情同意过程，若不同意接受新疗法干预，则进行标准干预措施，即先进行随机化分组，再完成知情同意。这种研究设计允许受试者在随机分配后根据自己的意愿选择治疗方式，适合在受试者对某一组干预措施有明显偏好或受试者病情危重且目前尚无成熟有效的治疗方法的情况下运用。

例如，Rana S. Hinman 等人采用 Zelen 设计随机对照试验评估了针灸治疗慢性膝关节疼痛的有效性。研究者将受试者随机分配到激光针灸组、假激光针灸组、针灸组和对照组（不针灸）。被分配到激光针灸组、假激光针灸组、针灸组的受试者可以自行选择可接受的干预方式。

⑧适应性设计随机对照试验（adaptive design randomized controlled trial）：适应性设计随机对照试验允许按照预先的计划，依据累积的临床试验数据，动态修改试验方案的各个方面，同时需要保证该试验的有效性和完整性。该设计适用于探索性和验证性的临床试验。探索性临床试验的适应性设计主要用于寻找安全有效的剂量或建立剂量反应模型。而验证性临床试验的适应性设计可以分为四类：Ⅱ/Ⅲ 期无缝设计（seamless phase Ⅱ/Ⅲ design）、样本量重估（sample-size reestimation）、成组序贯设计（group sequential design）、人群富集设计（population-enrichment design）。Ⅱ/Ⅲ 期无缝设计可以将试验的早期探索性阶段和后期验证性阶段整合在一起，从而节省时间和成本，并减少需要重新招募患者的机会。样本量重估可以用于根据试验中获得的中间数据重新估计样本量，以确保试验能够以合理的力量检测预先规定的效应大小。成组序贯设计可以用于在试验进行期间多次进行中间分析，以确定试验是否应该终止或是否需要调整试验设计。人群富集设计可根据试验中获得的中间数据确定哪些患者亚组最有可能从治疗中受益，并将试验重点放在这些亚组上。适应性设计随机对照试验的报告遵循 CONSORT 扩展 ACE 声明（The Adaptive designs CONSORT Extension statement）。

例如，2020 年，《新英格兰医学杂志》（*The New England Journal of Medicine*）发表了一项评估替格瑞洛联合阿司匹林方案与单用阿司匹林方案治疗急性脑梗死或短暂性脑缺血发作的临床疗效的研究，该研究采用随机、双盲、安慰剂对照的设计，纳入了 11073 例受试者。研究开始前确定的样本量为 13000，而在研究进行到中期时，研究者进行了中期分析，依据得出的风险比进行了样本量重估，发现需要 647 例受试者出现结局事件即可满足研究的要求。

2. 非随机对照试验　RCT 的优势在于消除偏倚、平衡混杂因素、透明化管理等，但同时也面临对照组纳入困难、样本管理难度大等限制，特别是对于公共卫生类课题研究，难以达到预期效应。因此，针对该类情况，使用非随机对照试验

（non-randomized controlled trial，non-RCT）研究方法则可有效弥补上述不足。非随机对照试验的报告应该遵循美国疾病预防与控制中心发布的《透明报告非随机试验声明》（Transparent Reporting of Evaluations with Non-randomized Designs，简称TREND 声明）。

（1）非随机同期对照试验（non-randomized concurrent controlled trial）：非随机同期对照试验是指在研究过程中，试验组和对照组同期进行研究，但分组并不随机，而是根据研究者或患者的意愿进行。例如，当突发公共卫生事件（如严重急性呼吸综合征）时，初期治疗方案尚不明确，为尽快寻找有效治疗措施，比较两种经验性治疗的效果，可采用非随机同期对照试验。

（2）自身前后对照试验（before-after study in the same patient）：自身前后对照试验是指在同一个体上进行试验，也被称为自我比较研究。在该设计中，将治疗前和治疗后的同一组受试者进行比较，用治疗后的数据来评估治疗的效果。例如，对于难治性高血压患者，为评价不同降压药物联合治疗效果，先后给予两组降压药物各干预两个月，比较降压疗效。

（3）历史对照试验（historical control trial）：也称非同期对照研究，是指通过比较研究对象的历史资料与以往类似疾病状况的控制组的历史资料，来评估某种治疗方法的效果。作为历史对照的患者，或是没有进行治疗，或是只接受了常规治疗。例如，我国 20 世纪有大量尘肺患者，现为防治该病，推行大量职业防护措施，为评价防护措施效果，可将现有进行防护人员的资料与历史同地区或同单位患者的资料进行比较。

3. 观察性研究　按照研究目的不同，可以划分为描述性研究（descriptive study）和分析性研究（analytic study）。描述性研究主要用来描述人群中疾病或健康状况及暴露因素的分布情况，主要包括现状研究（横断面研究）、生态学研究、病例报告、病例系列分析、个案研究、历史资料分析、比例死亡比研究等。分析性研究的主要目的是检验暴露因素与结局间的关联，主要包括病例对照研究（case-control study）、队列研究（cohort study）和横断面研究（cross-sectional study）。观察性研究的报告需要遵循《加强流行病学中观察性研究报告》（Strengthening the Reporting of Observational Studies in Epidemiology，简称 STROBE 声明）。

（1）病例对照研究：病例对照研究是一种回顾性、由果索因的研究方法。该研究方法选择一组已经患病的个体作为病例组，再选择一组未患病的个体作为对照组，然后比较两组的暴露历史，以确定暴露因素与疾病之间是否存在关联。在病例对照研究中，疾病已经发生，研究者通过回顾病例组和对照组的暴露历史来比较两组之间的差异，从而推断暴露因素能否导致疾病的发生。病例对照研究通常用于研究罕见疾病或潜伏期长的疾病，以及需要较少样本量或较短研究时间的情况。目前，病例对照研究在病因学研究方面的作用尤为重要。病例对照研究的衍生类型有巢式病例对照研究（nested case-control study，NCC）、病例队列研究（case-cohort study）、病例交叉研究（case crossover study）等。

普通病例对照研究在临床研究中的运用已较为成熟，因此，选取衍生类型进行详细介绍。

①巢式病例对照研究：巢式病例对照研究是一种嵌套式病例对照研究设计，常被用于回顾性研究，探究罕见疾病和暴露因素之间的关联。它是在长期的前瞻性队列研究中，从队列中选取一部分病例和一部分对照进行回顾性研究。其主要特点是病例组和对照组是从队列中匹配而来的，因此可减少对疾病产生的选择偏倚。由于巢式病例对照研究只是队列研究的一部分，所以它的时间相对较短，成本相对较低，可在一定程度上节省研究资源。

②病例队列研究：病例队列研究是一种结合了病例对照研究和队列研究的观察性研究设计，由 Prentice RL 在 1986 年提出。该研究设计可以被用于探究暴露与某一疾病或结局之间的关系，同时也可以计算疾病发生率。病例队列研究的核心思想是通过从一个已经建立的人群队列中抽取一个亚组作为对照组，来比较已经发生疾病的病例组和未发生疾病的对照组之间的暴露差异。和病例对照研究类似，病例队列研究的病例组是由已经发生疾病的个体组成，但对照组则是对队列中未发生疾病的个体进行随机抽样而得。

③病例交叉研究：病例交叉研究是一种用于研究暴露因素和急性事件（如心脑血管事件、哮喘发作等）之间关系的观察性研究方法。该方法通过将每个病例本身作为对照，对同一病例发病前和发病后的暴露因素进行比较，从而探究暴露因素与急性事件之间的关系。病例交叉研究的基本设计包括以下几个步骤，首先，选择一组患有特定急性事件的病例，如心脑血管事件患者；然后，对每个病例发病前和发病后的一段时间进行暴露因素的调查；最后，比较病例发病前和发病后暴露因素的差异，并计算暴露因素对急性事件的风险比（hazard ratio）或危险度差值（risk difference）等指标。

（2）队列研究：队列研究是通过选择一个代表性的人群队列并进行长期跟踪观察，收集其暴露因素和健康结果等信息，以探索某个疾病或疾病因素的发病机制和影响因素。该研究方法可用于病因假设检验、预防效果评价、疾病自然史研究、新药上市后的监测等方面。

①队列研究的常见类型：队列研究按其研究时间的起止点（时序），可分为前瞻性队列研究（prospective cohort study）、回顾性队列研究（retrospective cohort study）和双向性队列研究（ambispective cohort study）三种类型（图 3-3）。

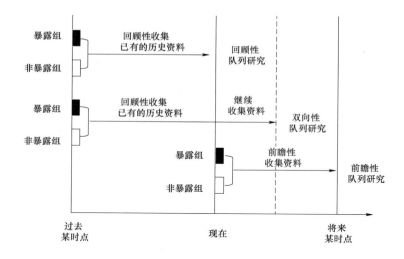

图 3-3 队列研究类型示意图

A. 前瞻性队列研究：是指从现在开始观察，评估一群人在一段时间内患某种疾病的风险与可能的危险因素。通常提到的队列研究就是指这种研究，是队列研究的基本形式。以扩张型心肌病为例，从疾病确诊时间起进行观察，追踪至病例出现死亡，探究影响该疾病预后的危险因素。

B. 回顾性队列研究：是指以过去某个时间为起点，收集基线和暴露资料，以当时人群对研究因素的暴露情况，将人群分为暴露组和非暴露组，追踪观察到现在发病或死亡的结局情况，以研究暴露与疾病的关系。这种设计模式又被称为历史性队列研究（historical prospective study）。回顾性队列研究的前提是过去有关暴露与发病的记录必须准确和完整。尽管收集暴露与结局资料的方法是回顾性的，但究其性质而言，仍是从因到果的研究方法。例如，调查十年前某地肺癌与吸烟的关系，按照是否有吸烟史，将患者进行分组，追踪各组患者的生存率情况，以探究吸烟对肺癌患者五年生存率的影响。

C. 双向性队列研究：是指在回顾性队列研究之后，继续追踪观察到将来某个时间，又被称为混合型队列研究，它结合了前瞻性队列研究和回顾性队列研究的优点。在进行回顾性队列研究的过程中，如果从暴露到现在，尚没有达到观察结果所需的足够观察时间，还需要继续进行前瞻性观察，就可选用双向性队列研究。例如，选取五年前某地区肺癌患者情况，按照是否有吸烟史，将患者进行分组，追踪各组患者目前生存率情况，并对队列里的患者进行长期随访，以探究吸烟对肺癌长期预后的影响。

②队列研究的特点

A. 该研究的优点在于以下三个方面：a. 可以直接计算发病率或病死率；b. 前瞻性队列研究避免了回忆偏倚，提高了变量的完整性，而回顾性队列研究可能会面临变量缺失的情况；c. 暴露和结局的发生存在时间顺序，因此增强了因果推断的能力。

B. 因本类研究需进行大量病例的长期随访，期间易出现大量干扰因素，故其缺点在于以下三个方面：a. 研究期间容易产生失访偏倚，造成数据缺失；b. 暴露与结局的因果推断容易受到混杂的影响，这是观察性研究共有的缺点；c. 前瞻性研究耗费人力、财力、物力和时间较多，效率较低。

（3）横断面研究：横断面研究是对一个时间点或一段时间内的某一群体进行观察或调查，了解某因素的分布情况及其与其他因素或变量的关系。该研究方法主要用于描述疾病或健康状况的分布、评价一个国家或地区的健康水平、研究影响人群健康和与疾病有关的因素、评价医疗或预防措施及其效果、制定和检验有关卫生标准等方面。

①横断面研究的常见类型

A. 普查（census）：指为了解某病的患病率或某人群的健康状况，在一定时间内对一定范围内的人群中的每一成员进行调查或检查。其特点是对每一个成员均进行无差别调查。普查的时间不能拖得太长，以免人群的疾病或健康状况发生变动，而影响普查的质量。普查的主要目的是早期发现病例，并给予及时治疗。因普查对象多，难免漏诊、误诊，故在进行疾病普查时，通常选择患病率比较高的疾病，以便短时间内的调查能得到足够的病例。

B. 抽样调查（sample survey）：抽样调查的主要目的是通过对样本的观察和测量来推断总体的特征和规律，因此，抽样调查必须遵循随机化原则，才能获得较好代表性样本。相比于对整个总体进行普查，抽样调查可以大大减少时间和资源的投入，提高调查的效率，并且样本抽取和设计可以被重复使用，允许进行多次调查，从而比较不同时间点或不同地区的调查结果。

为保证抽样结果准确、可靠，常采用下列抽样方式。

a. 简单随机抽样（simple random sampling）：简单随机抽样是实施其他抽样方法的基础。随机选择样本，使每个个体被选中的概率相等，从而保证样本的代表性。

b. 系统抽样（systematic sampling）：又称等距抽样或机械抽样，是简单随机抽样的一种变形，是在总体中按一定的规律选取样本的一种抽样方法。在系统抽样中，先从总体中随机选取一个起始样本，然后从这个起始样本开始，以一定的间隔（称为抽样间隔）依次抽取样本，直到达到所需的样本量为止。

c. 分层抽样（stratified sampling）：又称分类抽样，即先按对观察值变异影响较大的某种特征，将总体分为若干层（称为分层），然后从每层中抽取一定数量的样本。当总体中某些特定特征的分布不均匀时，分层抽样可以更好地控制样本的特征，减小抽样误差。

d. 整群抽样（cluster sampling）：整群抽样是先将总体分成若干个群体（cluster），然后随机选择其中的一些群体进行样本抽取，对所选群体中的所有个体进行观察或调查。相比于其他抽样方法，整群抽样的特点是适用于人口稠密地区或难以得到个体名单的总体。然而，同一群体中的个体可能存在相似性，样本内相关性较大，因此，可能影响统计推断的准确性。

因为抽样调查是从总体中随机抽取部分观察单位作为调查对象，所以抽样调查不可避免会产生抽样误差。抽样误差的大小因抽样方法而异，一般情况下，抽样调查误差从小到大的顺序为分层抽样、系统抽样、简单随机抽样、整群抽样。

②横断面研究的特点：横断面研究只需要在一个特定时间点进行数据收集，相比于其他类型的研究设计而言，其操作简便，易于实施，成本相对较低。

然而，横断面研究不能确定因果关系，只能提供特定时间点的信息。首先，研究对象患有某种疾病可能与其生活方式有关，但是横断面研究无法确定这种关系是因果关系还是相关性。其次，横断面研究只提供一个时间点的信息，因此可能存在信息偏倚，如回忆偏倚或选择偏倚等。最后，横断面研究无法提供关于长期效应的信息，也不能反映时间效应，即某些研究对象的特征或状态可能在短时间内发生变化，但横断面研究无法对这种变化进行跟踪。

（4）其他描述性研究

①生态学研究（ecological study）：是指在群体的水平上，观察暴露于特定环境或特定危险因素的人与未暴露于该环境或危险因素的人之间的疾病发生率差异，以此评估特定环境或危险因素与疾病发生之间关系。其基本思想是比较不同人群之间的疾病发生率，通过统计学方法来检验因素与疾病之间的关系。

②病例报告（case report）：是对个体罕见病或新疾病进行详细描述和分析的一种研究方法。其优点是对于罕见病的研究有独特的作用，能够提供丰富的病例信息，缺点是没有对照组，无法推断因果关系，具有个体偏差。

③病例系列分析（case series analysis）：是对一组相似病例进行详细描述和分析的一种研究方法。其优点是提供了关于特定疾病的详细信息和临床表现，缺点是没有对照组，无法推断因果关系，具有选择偏倚和信息偏倚。

④个案研究（case study）：又称个案调查（case survey），是指运用流行病学的原理和方法，到发病现场对新发病例的接触史、家属与周围人群的发病或健康状况

及与发病可能有关的环境因素进行调查，以达到查明所研究病例的发病原因和条件、防止类似疾病再次发生、控制疫情扩散及消灭疫源地的目的。个案研究对象一般为传染病患者，也可以是非传染病患者或病因未明的病例等。

⑤历史资料分析（analysis of historical data）：即随访研究（follow-up study）或纵向研究，通过定期随访，观察疾病、健康状况及某卫生事件在一个固定人群中随着时间推移的动态变化情况。

（二）临床研究的偏倚控制

偏倚是组间变量有差异时产生的系统误差，是对真实情况的偏离，导致研究结果不能真实、精准地反映实际正常结果。偏倚存在于临床研究的各个环节之中，是在选择研究对象、收集资料和分析资料过程中人为产生的。临床研究的特点决定了偏倚的不可避免性。因此，要在研究设计、实施、资料统计阶段中尽量进行规避，特别是在分析阶段借助统计学方法加以纠正。

1. 临床研究中的偏倚类型 临床科研中常见的偏倚主要分为选择偏倚（selection bias）、信息偏倚（information bias）和混杂偏倚（confounding bias）。

（1）选择偏倚：选择偏倚是指在采样或招募研究对象时，样本中某些特定类型的个体更有可能被包括进来，而其他类型的个体则不太可能被包括进来，从而导致样本的代表性出现偏差，研究结果的可靠性受到影响。常见的选择偏倚包括入院率偏倚（admission rate bias）、现患-新发病例偏倚（prevalence-incidence bias）、无应答偏倚和志愿者偏倚（non-respondent bias and volunteer bias）、检出征候偏倚（detection signal bias）、易感性偏倚（susceptibility bias）、排除偏倚（exclusive bias）。

①入院率偏倚：入院率偏倚又称伯克森偏倚（Berkson's bias），是指在比较两个或多个群体的疾病发生率或某种暴露因素的效应时，由于入院标准的不同而使群体之间的比较结果存在偏差。例如，入院人群通常比未入院人群患有更严重或更复杂的疾病，或更容易暴露于某些危险因素。

②现患-新发病例偏倚：现患-新发病例偏倚又称奈曼偏倚（Neyman bias），是指在比较不同群体或不同时间点的疾病发生率时，不同群体或不同时间点的患病状态不同，可能会导致比较结果出现偏差。如随着他汀类降脂药物推广应用的强化，冠心病患者的血脂达标情况逐步改善，以此统计冠心病患者合并高胆固醇血症的情况，会导致数据出现偏倚。

③无应答偏倚和志愿者偏倚：无应答偏倚是指在采用调查或问卷等方式进行数据收集时，一些研究对象没有回答或拒绝回答问题，导致样本中一些人群的代表性

出现偏差。志愿者偏倚是指在进行人群调查或招募志愿者参加研究时，一些人群更愿意参加研究，导致样本中的研究对象不具有代表性。

④检出征候偏倚：检出征候偏倚又称揭露伪装偏倚（unmasking bias），是指在疾病和暴露之外存在一个征候因素，即一种临床症状或体征，这种症状或体征不是疾病的危险因素，但人们因具有这种征候去就诊，从而提高了早期病例的检出率，致使研究者过高地估计了暴露程度，因而发生了系统误差，最终可能得出该征候因素与疾病有联系的错误结论。例如，部分急性心肌梗死患者未表现为典型胸背部压榨样疼痛，而表现为胃部疼痛，即出现心脏外表现而就诊于消化科，从而导致在进行相关调查研究时出现偏倚。

⑤易感性偏倚：观察对象可能因各种主观、客观原因的不同，暴露于危险因素的概率不同，使得各比较组对所研究疾病的易感性有差异，从而可能夸大或缩小了暴露因素与疾病的关联强度，导致某因素与某疾病间出现虚假联系，由此而产生偏倚。例如，冠心病单支病变患者常有明显的心电图缺血改变，临床易确诊；而对于冠心病三支病变患者，部分心电图无明显的缺血定位改变，可使诊疗出现失误。

⑥排除偏倚：排除偏倚是指在研究对象的确定过程中，由于排除了某些特定类型的个体，样本的代表性可能会出现偏差，从而影响研究结果的可靠性。例如，在研究吸烟与动脉硬化的关系时，选择冠心病、脑梗死患者作为对照，可以弱化吸烟与动脉硬化之间的关系，甚至出现假阴性的结果。

（2）信息偏倚：信息偏倚是指在收集、处理、传递信息的过程中，由于各种因素的影响，信息的表达和理解出现了一定程度的偏差。这种偏差可能来源于信息发布者、信息接收者及信息本身的内容和形式等多个方面。信息偏倚的原因包括但不限于以下几点，即信息发布者的主观性、信息传递的渠道和方式、信息接收者的认知和心理偏向、信息本身的局限性和不完整性等。

①回忆偏倚（recall bias）：在回顾性研究中，研究对象在对过去的事件进行回忆时，可能会因为时间的流逝和记忆的模糊而出现偏差。例如，对于某些长期慢性疾病，患者可能无法准确回忆疾病发生的时间和症状的严重程度。

②报告偏倚（reporting bias）：区别于回忆偏倚，报告偏倚是指在研究过程中，信息的收集和记录可能存在偏差，从而影响结果的准确性。例如，在进行患者问卷调查时，如果问卷设计存在问题或受访者存在回答倾向，则可能会导致收集到的信息不完整或失真。

③诊断怀疑偏倚（diagnostic suspicion bias）：诊断怀疑偏倚是指医生在诊断疾病时，由于自身认知和诊断经验等方面的偏向，可能会出现错误的诊断结果。例如，在疾病的早期阶段，患者症状可能不典型或无明显表现，这就需要医生具备较高的诊断能力。

④暴露怀疑偏倚（exposure suspicion bias）：暴露怀疑偏倚是指研究者或研究参与者对暴露情况的知晓程度或对暴露情况的怀疑程度较高，导致研究结果出现偏差。该类偏倚多见于病例对照研究的病史询问。例如，研究者在询问高血压患者的生活习惯时，对已知心血管系统因素询问较仔细，对未确定因素询问较少，导致后期统计难以发现新风险因素。

⑤检出偏倚（detection bias）：检出偏倚是指由测量工具或检测方法的不准确性、误差而导致的偏倚。例如，某研究检测肌钙蛋白 I 水平，因各分中心使用的试剂盒来源不同，故正常值的设定水平存在差异，若单纯使用均数进行统计，可能导致结果出现偏倚。

⑥诱导偏倚（inducement bias）：诱导偏倚是指在研究过程中，研究者询问技术不当，或者为取得阳性结论，诱导研究对象做某一倾向性的回答，从而使研究结果偏离真实情况。

（3）混杂偏倚：混杂偏倚是指在流行病学研究中，由于受到一个或多个潜在混杂因素（confounding factor）的影响，研究因素和结果之间的真实因果关系被掩盖或扭曲。混杂因素是指除了研究因素和结果之间的关系外，对研究结果也有可能产生影响的其他因素，混杂因素必须与研究结果存在关联，并且不应该是研究因素与研究结果之间的中介因素。

2. 常见偏倚的控制

（1）选择偏倚的控制方法：为避免选择偏倚，要严格进行科研设计，对研究方案进行多轮论证，以保证研究方案的科学性和准确性，尽可能降低后续研究中偏倚的产生。另外，还要严格遵循纳入标准、排除标准和随机化原则，严格的病例筛选和随机原则可降低组间差异，减少由入选对象的差异引发的差异性，以提高结论的可信度。

（2）信息偏倚的控制方法：首先，研究者对研究项目要制订详细、明确的操作流程，以便所有研究人员严格按规范进行资料收集，并加强研究质量控制，降低人为因素的影响。其次，在条件允许的情况下，尽量采用盲法进行资料收集，避免由研究者或受试者主观因素导致资料出现偏倚。同时，在设定指标时，优选客观化指标，以降低人为主观因素差异的影响。此外，对参与课题设计、研究、实施等各环节的人员进行严格规范的培训，确保其秉持科学态度参与课题开展。

（3）混杂偏倚的控制方法：在研究设计阶段，限制与匹配是两种有效的处理混杂因素的策略。限制策略是指在纳入研究对象时，限制某个潜在的混杂因素的值，并且排除具有不同值的其他个体。匹配策略适用于病例对照研究和多重队列研究，是指选择具有相同混杂变量值的病例和对照。而在分析阶段，统计学调整、分层分析、倾向性得分分析是最常见的三种控制混杂偏倚的策略。

（张 磊 李 超）

参 考 文 献

[1] HULLEY S B, CUMMINGS S R, BROWNER W S, et al, Designing Clinical Research[M], Wolters Kluwer/Lippincott Williams & Wilkins, 2013.

[2] HE F J, WU Y, FENG X X, et al, School based education programme to reduce salt intake in children and their families (School−EduSalt): cluster randomised controlled trial[J], BMJ, 2015, 350: h770,

[3] GROUP B M J P, CONSORT extension for reporting N−of−1 trials (CENT) 2015 Statement[J], BMJ, 2016, 355: i5381,

[4] SCHORK N J, Personalized medicine: Time for one−person trials[J], Nature, 2015, 520(7549): 609−611.

[5] MA Y, FU Y, TIAN Y, et al, Individual Postprandial Glycemic Responses to Diet in n−of−1 Trials: Westlake N−of−1 Trials for Macronutrient Intake (WE−MACNUTR)[J], The Journal of Nutrition, 2021, 151(10): 3158−3167.

[6] HARSKAMP R E, FANAROFF A C, LOPES R D, et al, Antithrombotic Therapy in Patients With Atrial Fibrillation After Acute Coronary Syndromes or Percutaneous Intervention[J], Journal of the American College of Cardiology, 2022, 79(5): 417−427.

[7] STEWART Z A, WILINSKA M E, HARTNELL S, et al, Closed−Loop Insulin Delivery during Pregnancy in Women with Type 1 Diabetes[J], The New England Journal of Medicine, 2016, 375(7): 644−654.

[8] THOMAS K J, MACPHERSON H, THORPE L, et al, Randomised controlled trial of a short course of traditional acupuncture compared with usual care for persistent non−specific low back pain[J], BMJ (Clinical research ed.), 2006, 333(7569): 623.

[9] HINMAN R S, MCCRORY P, PIROTTA M, et al, Acupuncture for chronic knee pain: a randomized clinical trial[J], JAMA, 2014, 312(13): 1313−1322.

[10] DIMAIRO M, PALLMANN P, WASON J, et al, The Adaptive designs CONSORT Extension (ACE) statement: a checklist with explanation and elaboration guideline for reporting randomised trials that use an adaptive design[J], BMJ, 2020, 369: m115.

[11] BHATT D L, MEHTA C, Adaptive Designs for Clinical Trials[J], New England Journal of Medicine, 2016, 375(1): 65−74.

[12] ZWARENSTEIN M, TREWEEK S, GAGNIER J J, et al, Improving the reporting of pragmatic trials: an extension of the CONSORT statement[J], BMJ (Clinical research ed.), 2008, 337: a2390.

[13] JOHNSTON S C, AMARENCO P, DENISON H, et al, Ticagrelor and Aspirin or Aspirin Alone in Acute Ischemic Stroke or TIA[J], The New England Journal of Medicine, 2020, 383(3): 207−217,

[14] DWAN K, LI T, ALTMAN D G, et al, CONSORT 2010 statement: extension to randomised crossover trials[J], BMJ, 2019, 366: l4378.

[15] 李宁，张永丰. CT 和磁共振成像（MRI）对股骨头坏死患者的诊断效率分析[J]. 数理医药学杂志, 2022, 35(10): 1461−1464.

[16] 敬华，李丹，王晓非，等. 几种心肌损伤标志物对急性心肌梗死的诊断效率[J]. 中国实验诊断学, 2006(03): 258−261.

[17] 陈家良. 临床流行病学——临床科研设计、衡量与评价[M]. 上海: 上海科学技术出版社, 2001.

第 四 章

临床试验设计的方法和要求

我国国家药品监督管理局会同国家卫生健康委员会组织修订的《药物临床试验质量管理规范》（自2020年7月1日起施行）对临床试验（clinical trial）进行了定义：以人体（患者或健康受试者）为对象的试验，意在发现或验证某种试验药物的临床医学、药理学及其他药效学作用、不良反应，或者试验药物的吸收、分布、代谢和排泄，以确定药物的疗效与安全性的系统性试验。狭义的临床试验通常指的是新药临床试验，其目的是获得试验药物在患者和健康人体的药代动力学数据，明确试验药物的疗效、适应证和安全性。在国外，参加临床试验的人员被称作志愿者，在国内一般被称为受试者。但无论受试者是健康人还是患者，该试验首先必须符合伦理学要求，受试者的权益和安全是考虑的首要因素。

一、受试者的选择与退出

选择合格的受试者是临床试验的重要环节。受试者样本量（sample size）应符合临床研究样本量的要求。确定样本量的依据应在研究方案中阐明。

（一）受试者选择标准与退出条件

1. 受试者的选择标准　诊断标准、纳入标准、排除标准、剔除标准已在第三章的"重复"原则中介绍。

2. 受试者退出试验的条件

（1）研究者决定的退出：研究者决定的退出是指已经入选的受试者在试验过程中出现了不宜继续进行试验的情况，研究者决定让该受试者退出试验。研究者在制订临床研究方案时，根据药物的特点、疾病的具体情况及伦理学原则，决定是否需要制订退出试验标准。通常，在一些危重病和可能带来不良后果的疾病的临床试验中，制订此标准对于受试者及时获得有效的治疗很有必要。在制订标准时可考虑以下几点。

①病情控制程度。在某些临床试验中，使用受试药物或干预因素的受试者的病

情在一定时间内未达到某种程度的改善，虽然尚未完成规定的疗程，但为了保护受试者，则让该受试者退出试验，接受其他已知的有效治疗。

②合并症、并发症及特殊生理变化情况。在临床试验中，受试者发生了某些合并症、并发症或特殊生理变化，则可能不宜继续接受试验。

③受试者依从性情况。在临床试验中，受试者在药物或干预因素的使用、接受随诊等方面违背了临床试验方案的要求，则不宜继续接受试验。

④在双盲试验中，出现破盲或紧急揭盲的情况。

⑤结合具体临床试验项目，受试者发生不良事件及严重不良事件，不宜继续接受试验。

（2）受试者自行退出试验：根据知情同意书的规定，受试者有权中途退出试验，或受试者虽未明确提出退出试验，但不再接受用药与检测而导致失访，也属于退出（或称脱落）。研究者应尽可能了解其退出的原因，并加以记录，如自觉疗效不佳、对某些不良反应感到难以耐受、有事不能继续接受临床研究、经济因素或未说明原因而失访等。

（3）对于无论何种原因退出试验的病例，研究者应保留其病例记录表，并以其最后一次的检测结果作为最终结果，对其疗效和不良反应进行全数据分析。

（二）导入（清洗、洗脱）期

1. 对于有些药物研究，受试者在进入临床试验前须有一个导入期。其目的在于消除已经服用的类似药物的延迟作用，稳定基线水平。若受试者在试验前已用过与本试验相关的药物，在病情允许的情况下，可进入导入期。该期的长短应视观察的病种和使用的药物而定，对于已进行药代动力学研究的药物，应根据半衰期确定导入期时间。导入期可使用安慰剂。若受试者经导入期后符合临床研究方案制订的入选标准，方可开始临床试验。

2. 若受试者病情不允许停用原有关药物，应继续使用相对固定的药物和剂量，待病情相对稳定后，再根据临床研究方案的要求开始临床试验。此外，有些试验须控制某些检测指标或要求受试者具备良好的饮食生活习惯，才能进行临床试验，这些试验也需要导入期。导入期的长短取决于试验目的、试验药物和适应证。

二、观测指标

观测指标是否合适关系到研究者能否准确评价新药的疗效和安全性。在对中医的证和病的治疗研究中，这个问题尤为突出。

（一）指标的范围

一般认为，中药新药或某种疗法（如针灸）临床研究的观测指标包括人口学指标、一般体格检查指标、安全性指标和疗效性指标四类。其中，人口学指标反映受试样本的人口学特征，通常并非试验前的效应指标，故无须进行试验后观察。各类指标的主要内容有以下几方面。

1. 人口学指标　包括年龄（范围）、性别、民族、身高、体重、健康史、用药史、患病史等。

2. 一般体格检查指标　如呼吸、心率、血压、脉搏等。

3. 安全性指标

（1）试验过程中出现的不良事件。

（2）与安全性判断相关的实验室检查。

（3）与预期不良反应相关的检测指标。

4. 疗效性指标

（1）临床终点，如死亡、残疾、功能丧失等。

（2）影响疾病进程的重要里程碑事件，如骨折、心肌梗死等。

（3）量表，如社会参与（残障）、社会活动（残疾）、临床症状或体征、心理状态等。

（4）仪器和试验室检查结果，如血脂、血压、细菌培养、病理检查结果等。

（二）指标的分类

1. 主要指标和次要指标　主要指标是能够为临床试验目的提供可信证据的指标。临床试验的主要指标应选择易于量化、客观性强的指标，并在相关研究领域已有公认的准则或标准。主要指标必须在试验前确定，在研究方案中要有明确的定义，必要时须说明选择理由。主要指标的数目不宜太多。在有些临床研究中，可采用那些最能反映终点疗效的结局指标，如存活率、复发率、脑卒中发生率等。临床研究如果能够用结局指标作为判断疗效的标准，则具有更高的论证强度。如果应用结局指标难以操作，则可选择与结局指标关联性最强的指标作为主要指标。次要指标是指与研究主要目的有关的附加支持指标，也可以是与研究次要目的有关的指标，在研究方案中也须进行明确说明与定义。在评价临床试验的疗效或安全性时，均应以主要指标为依据。

2. 复合指标　如果从与研究主要目的有关的多个指标中难以确定单一的主要指标时，可按预先确定的计算方法，将多个指标组合起来构成一个复合指标。中医证候观察和临床研究常采用的量表就是一种复合指标。当组成复合指标的某些单项指标具有临床意义时，也可以单独进行统计分析。

3. 综合评价指标　将客观指标和研究者对患者的病情及其改变的总印象综合起来所设定的指标被称为综合评价指标，它通常是等级分类指标。综合评价指标在最后判定（如分属不同等级）时往往含有一定的主观成分。若在必须通过综合评价指标确认疗效或安全性时，研究者在研究方案中一定要明确规定判断等级的方法，并提供依据和理由。综合评价指标中的客观指标一般应该同时单独作为主要指标进行分析。

（三）指标的观测与记录

1. 观测指标的时点　观测指标时点包括基线点、试验终点、访视点、随访终点。研究者应严格按照方案所规定的不同的观测时点的时间窗完成各项指标的观察、检测和记录。时间窗是指临床实际观测时点与方案规定观测时点之间允许的时间变化范围，时间窗应根据访视时间间隔长短合理确定。

2. 观测指标的条件　临床试验的场所要具备研究所需的观测工具，包括检测仪器、试剂、病例报告表等。要注意观测指标、操作技术及操作条件的一致性和稳定性，并进行相应的规定。

3. 观测指标的人员　参与观测指标的人员应熟知研究方案，并经过相应的培训。

4. 观测指标的记录　各项观测指标的数据是临床试验的原始资料，研究者应准确、及时和完整地予以记录。

（1）各项观测指标应按临床试验方案规定的观测时点和方法进行检查和记录。

（2）自觉症状的描述应当以受试者自述、自我评价为主，研究者不能以暗示或诱导的结果作为记录。

各观测时点的客观指标测试条件应相同，研究者若有异常发现时，应重复检查，以便统计分析，尽可能用数字记录，少用文字。

三、对照组的选择

比较研究是临床试验的重要方法，用以说明一个新药的疗效和安全性。在研究中，必须重视对照组的选择。

临床试验要求试验组和对照组来自相同的受试者总体。两组在试验进行中除了试验药物不相同外，其他条件均须保持一致，如果两组患者条件不一致，就会在试验中造成偏倚，影响分析和结果的解释，所估计的处理效应（treatment effect）会偏离真正的效应值。

临床试验中的对照组设置常采用两种类型，即安慰剂对照和阳性药物对照。对照可以是平行对照，也可以是交叉对照；可以是盲法，也可以是非盲法；同一个临床试验可以采用一个或多个类型的对照组形式。

（一）安慰剂对照

安慰剂是一种模拟药物，其外观（如剂型、大小、颜色、重量等）与试验药物尽可能保持一致，但不含有试验药物的有效成分。

安慰剂有一定的适用范围，并不是任何临床试验都适用。在试验设计时，研究者应掌握其使用是否符合伦理学要求，是否损害受试者健康或加重病情。在危急重症的临床研究中，不适合单纯应用安慰剂。如果试验组的不良反应比较特殊，使临床试验设计无法处于盲态，也不适合应用安慰剂。使用安慰剂的受试者的病情往往未得到改善，易中途退出试验，造成脱落。

相较于化学药品，中药成分复杂，中药安慰剂需要在视觉特征（如包装、外观、规格）、剂型特征（如密度、粒度、黏度、硬度、溶化性、质构特征）和气味特征（味道、气味）等方面尽可能与受试药物一致，制备技术难度较大，特别是不少受试中药新药在气味特征方面非常特殊，很难找到相似的模拟物质，给其安慰剂制备带来不小的困难。在实践中，研究者可以考虑用中药药渣制作低微剂量安慰剂，达到模拟药物的目的。

（二）阳性药物对照

在临床试验中，采用已知的已上市的有效药物作为试验药物的对照，被称为阳性药物对照。

阳性对照药物必须是医学界公认的安全有效的法定药物，且已被《中华人民共和国药典》收录。若有多种阳性对照药物可供选择，研究者应选取有效性、安全性最好的药物，还可以从便于设盲的角度加以选择。在选择中药对照药物时，应考虑新药与对照药物在功能和主治上具有可比性；在选择化学药物作为对照药物时，在适应证上应具有可比性；在选定阳性对照药物时，应提供相应的背景资料，如对照药物的质量标准、说明书的复印件。在双盲试验中，当阳性对照药物与试验药物在形、味等方面差异较大时，可采取双模拟的方法进行双盲设计；阳性药物对照可以是平行对照，也可以是交叉对照。

试验药物与阳性对照药物之间的比较需要在相同条件下进行，阳性对照药物使用的剂量、给药方案必须是该药的最优剂量和最优方案，如果不是阳性对照药物的最优剂量，可能会导致错误的结论。

根据研究的目的，阳性药物对照试验常分为优效性试验（superiority trail）、非劣性试验（non-inferiority trail）和等效性试验（equivalence trail）三种。从研究设计的灵敏度来看，若出现两种药物等效，为了更好地判断试验药物的有效性，这时研究者可以增加一个安慰剂对照，以明确试验药物是否有效。因此，研究设计的关键是通过阳性对照药物来证明受试药物和对照药物之间是否存在差别。

阳性药物对照试验的伦理性大多不存在较大争议，易于被受试者接受。阳性药物对照常常是双盲临床试验，在盲法的执行过程中，常采用双模拟方法，随机且盲法的阳性药物对照试验通常能最大限度地减少来自受试者和研究者的偏倚。对照可以是平行对照，也可以是交叉对照。设置对照组的主要目的就是可以将受试药物给患者带来的结果与其他因素造成的结果区分开来。对照组的选择常影响试验的偏倚程度、受试者的募集速度、研究结果的公众可信度等多个方面。应注意的是，在非劣效性或等效性试验中，由于研究者具有主观倾向，常存在临界病例有效性判别的问题，由此造成对结果的偏性解释，使等效的可能性增大。同样，在非劣效性或等效性试验中，由于受试药物与对照药物之间的疗效常常差别很小，为检出两种药物是否存在差别，多需要较大的样本量，另一方面，大规模的样本量又减小了由于缺乏药物作用而退出的受试者对试验结果造成的影响。

四、给药方案

给药方案主要涉及临床试验的给药剂量、给药间隔时间、给药时机、给药途径、疗程、合并用药、注意事项等内容。

（一）给药剂量

中药剂量研究是中医临床研究的重要内容。根据法规要求，中药有效成分的药物剂量范围一般是根据有效血药浓度确定的。除此之外，大部分中药制剂的有效血药浓度很难确定，在需要进行剂量研究时，研究者一般可根据既往临床经验、文献资料及药理实验量效研究的结论，推算出临床用药的有效剂量范围。在有效剂量范围内确定几个剂量组进行临床研究，找出适宜的临床给药剂量。

（二）给药时间间隔

临床上的给药时间间隔一般根据药物的药代动力学实验结果确定。在不能测定血药浓度的情况下，应参考药效、毒理实验结果、临床经验、病情缓急和药物特点等因素决定，有时需要通过临床试验确定。

（三）给药途径

临床试验研究者必须按照申办者的要求和临床试验批文选择正确的给药途径，不能变更。

（四）疗程

中药治疗的疗程是根据疾病的发展变化规律和药物的研制目的、作用特点确定的。一般要考虑以下几个方面：①疾病的病因、病理、发生、发展及转归规律；②药理、毒理研究结果；③文献资料及临床经验；④药物的作用特点等。必要时可考虑在临床试验中进行疗程研究。

五、不良反应

（一）药物不良反应的含义

中医临床上将为治疗目的而发挥的作用称为治疗作用，而将与治疗作用无关且不利于患者健康的作用称为不良反应。我国《药物临床试验质量管理规范》对药物不良反应的定义为："临床试验中发生的任何与试验用药品可能有关的对人体有害或者非期望的反应。试验用药品与不良事件之间的因果关系至少有一个合理的可能性，即不能排除相关性。"

不良事件是指受试者接受一种药物后出现的所有不良医学事件，可以表现为症状体征、疾病或实验室检查异常，但并不一定与所用药物有因果关系。不良事件有一般不良事件和严重不良事件之分。严重不良事件是指在临床试验过程中发生的需要住院治疗、延长住院时间、引起伤残、影响工作能力、危及生命或死亡、导致先天性畸形等事件。

在临床试验中，试验药物的不良反应是通过对临床试验过程中发生的不良事件与试验药物之间的因果关系的判断来确定的。

（二）中药不良反应的分类

依据中药药性、不良反应发生时间、不良反应出现的程度、病理机制及证候特点，可将中药不良反应分为以下几种。

①副作用：在常规治疗剂量下，伴随中药的防治作用而发生的一些与防治目的无关的作用，称为副作用。

②毒性作用：由使用中药引起的人体功能或器官组织的损害称为毒性反应。由于接近或超过极量用药而发生的即刻毒性反应称为急性中毒反应。由于长时间用药蓄积后逐渐发生的毒性反应称为慢性毒性反应。毒性反应的发生与中药本身的毒力、用量、用药时间、受试者体质等因素有关。

③过敏作用：某些中药也会发生抗原抗体结合反应，造成组织损伤或生理功能紊乱。其病理变化及临床症状多种多样，常见的症状为皮肤荨麻疹、红斑、紫癜等，严重时也会发生大疱性剥脱性皮炎，可能危及生命，还可能引起呼吸困难、过敏性休克等。

④致癌作用：已有研究证实，槟榔（槟榔碱、水解槟榔）具有实验性致癌作用。另外，有些中药本身不致癌，但与某些致癌物质先后起作用则具促癌作用，如巴豆油、甘遂中的大戟二萜醇类物质。

⑤致突变作用：在对部分中药及其有效成分进行致突变实验的研究中发现，某些中药及其成分有致突变作用，如石菖蒲的主要成分 α-细辛醚对鼠伤寒沙门氏菌 TA92 有致突变作用，可使染色体出现明显断裂反应。植物黄酮类槲皮素对小鼠微核实验有明显致突变作用。

⑥致畸作用：某些药物可透过胎盘干扰胚胎或胎儿的生长发育，导致永久性形态结构异常，称为致畸作用。中药的致畸作用有待进一步观察、研究。

⑦特异质反应：少数人因个体因素而存在某些代谢酶功能异常，导致用药后发生与药物的药效、药理无关的病理反应，如有报告称，口服常规剂量的板蓝根糖浆而发生溶血被认为与红细胞内葡萄糖-6-磷酸脱氢酶缺陷有关，也有服用小檗碱引起小儿溶血性黄疸的报告。

⑧依赖性：个体表现出对药物的一种强迫连续或定期使用该药的行为或其他反应，称为依赖性。某些中药（如罂粟壳）的长期应用，可使患者产生依赖性，停药后会产生戒断症状。

⑨后遗反应：指停止用药后遗留下来的生物学效应。

六、随访

随访是指试验疗程结束后，继续对受试者追踪至随访终点或观察结局。随访是临床试验的一个重要步骤，对于客观观察与评价药物的疗效及安全性具有十分重要的作用。

（一）随访的目的

根据药物的不同作用特点和研究目的，研究者可分别随访远期疗效、疗效的稳定性、控制复发作用、生存率与生存时间、迟发或蓄积的不良反应和其他安全性指标。

（二）随访的要求

1. 随访计划要写入临床试验方案，病例报告表中应包含随访内容的项目。

2. 以相同、实事求是的态度和方法随访各组（包括试验组和对照组）研究对象。如果是盲法试验，应在盲态下随访，以避免出现疑诊偏倚和期望偏倚。

3. 按随访方案观察需要的临床结局。

4. 根据研究目的，确定随访人群范围。

5. 注意采用客观的随访检测指标。

（三）随访的指标

根据随访目的选择相关的随访指标，随访指标包括以下几种类型。

1. 远期疗效。

2. 安全性观测指标，应特别注意的是，当不良反应发生时，研究者应随访至各项指标完全正常或医学上认为可以停止观察时为止。

3. 临床症状和客观指标的变化情况，如体检、X线检查、心电图和其他实验室检查等。

4. 死亡和死亡原因。

5. 生存质量（在临床试验中特指与健康相关的生存质量）。

（四）随访结果的评价

1. 评价随访结果的指标包括治愈率、缓解率、复发率、病死率、生存（存活）率等，研究者可根据需要进行选择。

2. 随访期间，若受试者病情、使用药物情况发生变化，研究者应客观报告随访结果，并进行统计学分析。

（五）随访的实施

1. 一种中药的临床试验是否需要随访，应根据药物作用特点、治疗病种和要达到的研究目的来确定。

2. 随访的期限、次数和间隔时间，应根据研究病种的自然史和对随访终点的要求，并参考有关文献资料而制订。

七、试验的中止

试验的中止是指临床试验尚未按方案结束，中途停止全部试验。试验中止的目的主要是保护受试者权益，保证研究质量，避免不必要的经济损失。临床试验的中止可从以下方面考虑。

1. 受试者在试验中发生严重安全性问题，研究者应及时中止试验。

2. 研究者在试验中发现药物治疗效果太差，甚至无效，不具有临床价值，应中止试验，一方面避免延误受试者的有效治疗，同时避免不必要的经济损失。

3. 研究者在试验中发现临床试验方案有重大失误，难以评价药物效应；或者一项设计较好的方案，在实施中发生了重大偏差，再继续下去，难以评价药物效应。

4. 申办者要求中止（如经费原因、管理原因等）。

5. 行政主管撤销试验等。

八、病例报告表的设计

病例报告表（case report form，CRF）是临床资料的记录方式，它是按研究方案的规定设计的文件，用以记录受试者在研究过程中的所有数据。正因病例报告表负责记录研究全过程的数据，若设计不严谨而导致记录信息有遗漏，将会影响研究结论的分析，造成难以弥补的损失。因此，设计简明、实用、科学的病例报告表至关重要。

（一）基本要求

为便于研究者真实、完整、准确、及时地将研究数据记录于病例报告表中，课题负责人应按预先设计好的研究方案，针对各个环节的观察任务要求，设计病例报告表填写项目，或将检查报告粘贴在病例报告表上。病例报告表的每一页都要有记录者签名。在病例报告表的设计过程中，建议统计专业人员参与制订，以确保可以充分考虑病例报告表的数据录入和统计的需要。

一般病例报告表具有以下特点。

1. 信息一致性　病例报告表的各项观察项目和内容应与研究方案一致。如果研究方案中的个别项目因设计缺失而在病例报告表中遗漏，会导致病例报告表不能全面反映研究目的，而影响最终结果。

2.可操作性　病例报告表是给临床研究者用于填写数据的，若病例数据较多、信息提取量大，则会导致整个填写、录入工作十分繁重，特别是在多中心试验中，病例报告表可能有几十个使用对象，所以，设计一定要简明扼要，方便任何研究人员在使用时都能明确填写要求。

建议设计者在设计时尽量采用符号勾选的方式进行项目记录，如画圈、打勾等。若需要文字记录，应留有足够的空间。把受试者的纳入标准、排除标准、疗效判定标准、临床操作流程图设计在病例报告表中，或用手册形式印制，放在研究者最方便拿取处。在病例报告表设计好后，研究者应先进行模拟使用，以便发现问题，及时查漏补缺。

除此之外，随着科技的发展，在对病例报告表的数据进行分析前，多采用电脑录入的方式，因此，还应考虑如何便于计算机录入及信息处理。一般病例报告表多设计为无碳复写三联单式，以便于资料分别保存和检查。病例报告表各项目的排列顺序应符合临床实际操作程序，尽可能方便研究者填写。

3.资料全面性　病例报告表的设计不仅要依据临床研究方案，还要参照有关法规，故除了设计识别、诊断、鉴别诊断、判断疗效、不良反应、检测等项目外，还要有提示性项目（如告知记录方法、判断方法、使用说明、观测日期与具体记录时间）与责任性项目（如签名项目与规定等）。

（二）主要内容

病例报告表应按研究目的尽可能设计出各自的特色，应包含以下内容。

1.项目页　包括研究题目、研究方法、研究目的、本组用药编号、随机号、临床试验单位或编号、药物申报单位、研究的开始时间等。

2.填表要求　明确用笔要求、如何填写、填错时的更正方法、填写时间等。

3.临床试验流程表　列出该项临床试验的研究流程及流程图。

4.临床试验一般项目　包含受试者的基本数据，如姓名或汉语拼音名、性别、出生年月、年龄、民族、职业、住址、联系电话、吸烟史、饮酒史、疾病史、家族史、入选研究前的服药记录与治疗情况、入选研究的时间及接受试验药物的时间。如果研究需要导入期，需要记录导入期。应记录受试对象的西医病名、中医病名、分型、分期、证型、症状及重要试验室检查结果等。

5.用药后记录

（1）访视记录：研究者在受试者用药后的每次访视时，均要逐项记录研究方案中所规定的访视项目。每次访视结果都应分页记录。

（2）用药记录：研究者应在病例报告表上按使用日期记录受试者所使用的药

物。当受试者需要合并使用方案中未禁用的伴随药物时，研究者也应记入病例报告表中。从第二次访视起应有药物回收记录。

（3）不良事件记录：详见本章"五、不良反应"。

（4）依从性记录：应设计受试者依从性记录项目，如是否按时、按量服药，有无遗漏，是否遵守医嘱等。

（5）中途退出记录：包括受试者中途退出的原因、日期等。

6. 受试者知情记录　知情记录采用知情同意书的方式，该同意书可以设计在每一份病例报告表中。在受试者入组前，研究者必须取得受试者的知情同意，如果受试者有导入期，研究者应在导入期前取得受试者的知情同意。

7. 结束页　在病例报告表的结束页上，须说明结束日期、受试者是否完成整个试验，若未完成，应注明原因，并记录最后一次和患者联系的时间，尽量取得安全性评价数据。

8. 实验室检查报告单粘贴栏目。

9. 签名页　包括临床试验单位、监查员、数据管理员、研究者、本试验中心负责人的签名及签名日期。

（三）格式

常用的临床试验病例报告表包括判断式表格和问卷式表格。表格可设计成计算机人工输入式或计算机自动扫描输入式。常用填充式或选择式记录的方式，填充式记录的内容要有统一规定，对于同一结果，要用相同的文字表达。

（四）记录

病例报告表是临床试验收集、记录、保存临床资料的载体，是试验的重要原始资料。第一，必须真实，不得有任何伪造。第二，要注意记录的完整性，即设计的每一个时点和每一个具体项目都要按方案要求记录，不得遗漏。第三，记录要准确，特别是在文字叙述时，不得夸大疗效，在数字记录时，不得随意更改。

研究者应用钢笔或签字笔记录。记录后不得随意修改，如果需要修改，只能在保留原有记录的前提下，由研究者采用附加说明的方式进行修改，并签名认可。

监查员应确认病例报告表的真实性，确保所有记录及时、准确和完整。

九、伦理学要求

伦理学要求是基于保护受试者的合法权益而提出的，临床试验应遵循赫尔辛基宣言（2013 年 10 月福塔雷萨版）和我国有关临床试验的规范、法规进行。

临床试验方案应经试验负责单位的伦理委员会批准后才可实施,伦理委员会批准的过程应有记录备查。

　　在每位受试者入选某项研究前,研究者有责任以书面文字的形式向其或其指定的代表完整、全面地介绍该项研究的目的、程序和可能的风险,让受试者知道其有权随时退出研究而无负面影响。入选前应给每位受试者一份"受试者知情同意书"(可放于病例报告表中或单列),并需要受试者签名,同时签署日期。

　　知情同意书应作为临床试验的原始资料之一,保存备查。

(胡渊龙　郇家铭)

延伸阅读:《药物临床试验质量管理规范》
　　　　　《中药复方临床随机对照试验报告规范——2017CONSOR 声明的扩展、说明与详述》

参考文献

[1] 国家药监局 国家卫生健康委关于发布药物临床试验质量管理规范的公告 [J], 中华人民共和国国务院公报, 2020, (19): 65-86.

[2] 张三妹, 吴梅, 吴飞, 等. 确保盲法实施的中药安慰剂制备和评价关键问题[J]. 中草药, 2022, 53(21): 6919-6930.

[3] 刘晶, 谢雁鸣, 盖国忠, 等. 药品不良反应术语集 WHOART 与 MedDRA 的应用探析[J]. 中国中药杂志, 2015, 40(24): 4728-4733.

[4] 于思思, 温苗, 赵剑, 等. 中药毒性及中药毒性评价的研究进展[J]. 中国新药杂志, 2024, 33(19): 2038-2043.

[5] 蔡烨, 王崇旭, 刘沛. 纸质病例报告表向电子病例报告表的转化——临床数据获取协调标准的应用[J]. 中国卫生统计, 2019, 36(1): 156-160.

[6] 郑颂华, 吴泰相, 商洪才, 等. 中药复方临床随机对照试验报告规范 2017——CONSORT 声明的扩展、说明与详述[J]. 中西医结合心脑血管病杂志, 2019, 17(1): 1-14.

第 五 章

中医证候临床研究方法
及其疗效评价

辨证论治是中医认识疾病和治疗疾病的基本原则，也是中医临床诊治疾病、处方用药的基本思维方式，是中医学的精髓，在中医药学的理论体系和医疗实践中占有举足轻重的地位。在临床诊疗中，证是立法遣方用药的依据。法随证立，方依法制，正确的辨证是临床疗效的保障，在临床工作中有着十分重要的意义。20世纪 50 年代以来，关于证候的研究一直是中医领域的研究热点之一，取得了不少引人注目的研究成果。然而，由于历史、临床实践经验的差异等各种因素，长期以来，人们对于证的定义、命名、内涵与外延、辨证标准、客观指标等均有不同的理解与认识，这不但造成中医理论的混乱，也严重制约了中医药临床疗效的提高、中医药的国际学术交流及中医药进入国际市场。可见，开展证候研究仍有重大的现实意义，对中医的学术发展也将有重要的影响。从研究内容来说，证候研究大体分为文献研究、临床研究和实验研究，本章着重从证候临床研究的范围及方法方面进行简要探讨。

一、证候的基本概念

《中国医学百科全书·中医学》认为，证候（中医诊断学中的概念）是"综合分析了各种症状和体征，对疾病处于一定阶段的病因、病位、病变性质，以及邪正双方力量对比等各方面情况的病理概括"，同时指出，"它是机体在致病原因和条件的作用下，整体体质反应特征和整体周围环境（包括自然环境和社会环境）之间、脏腑经络与脏腑经络之间、细胞与细胞之间、细胞与体液之间相互关系紊乱的综合表现"。因此，证候是人体在疾病的发生发展过程中具有时相性的本质反映，是一种以临床病理功能变化为主的"整体定型反应形式"。据此，我们对于证候的理解似乎至少应该包括以下几方面。

1. 证候是在疾病（泛指非健康，不是单指西医学中的疾病）过程的某一阶段（时点），机体对内外致病因素作出的综合反应，在宏观上表现为特定症状、体征（舌象、脉象等）的有机组合。

2. 证候具有整体性特征，其内在因素包含体质特征、脏腑、经络、气血、阴阳等的失衡及其相互间关系的紊乱。

3. 证候反映疾病的病因、病位、病性及邪正相争的状况与趋势。

4. 证候具有时相性特点，或者说证候具有动态变化的特点。证候的时相性与动态性是相互联系的。

上述关于证候的概念是否准确、全面，历史文献或现今习用的每一个证候是否足以全面覆盖上述证候概念所体现的内涵和外延等，至今仍有争议。证候的临床研究或许有助于回答上述问题，深化我们对证候的认识。

二、常见的证候研究内容

证候的研究涉及范围较广，围绕证候的特点，从证候分布规律、诊断标准、病机演变、微观机制及方药等相关方面开展系列研究。特别是近年来，随着现代科学技术的升级，证候研究也逐渐从宏观研究转入微观机制研究，从而向建立宏观微观证候体系方向不断发展。

（一）证候分布的描述性研究

证候分布研究是指研究证候在患者群中出现的频率，包括同一疾病中不同证候的构成比、不同疾病的证候构成异同及不同地区疾病证候构成的异同等。

对某一疾病开展证候研究，分析其不同阶段的证型分布特点，能更好地对疾病演变规律、发展预后及核心病机进行针对性研究。在开展证候分布研究时，需要调研患病个体的具体症状、舌象、脉象等，部分研究需要对症状轻重进行分级或量化赋分。经过足够样本量的调查之后，对症状、舌象、脉象的分布频数进行统计、分析，以此提炼核心症状群或组成规律，为修订和完善证候标准提供依据。如《扩张型心肌病中医证型临床特征及与客观检验指标的相关性研究》一文，收集了131例扩张型心肌病住院患者的首诊症状、体征信息，对其证候分布、核心症状及病证演变规律进行分析，结合理化指标，分析各证候特点，以此为临床诊疗提供依据。

同时，借助证候分布研究，也可为解读中医同病异治、异病同治理论提供流行病学的依据。如肝气郁结证在高血压、焦虑症中均可出现，而临床常见高血压患者出现焦虑状态，因此，可以证候病机为切入点进行疾病解读。

（二）证候宏观标准的研究

辨证是指在认识疾病的过程中，将四诊（望、闻、问、切）收集的有关疾病的所有资料，包括症状和体征，运用中医学理论进行分析、综合，辨清疾病的原因、性质、部位及发展趋向，然后概括判断为某种性质的证候。

传统中医辨证是以四诊为手段，获取患者的表观信息，根据中医学理论，分析、思辨，将其归属于相应的证候类别。因为该方法依据外在宏观症状进行分析，所以目前也被称为宏观辨证，其作为判别的标准，则被称为证候宏观标准。

证候宏观标准建立在中医理论基础之上，由特定的症状、体征（舌象、脉象等）及其他重要条件所组成。目前，证候宏观标准主要源于学术机构或政府部门组织编写的诊疗规范、教科书中的疾病专题。随着证候研究的逐步深入，部分课题组结合文献、临床病例、流行病学调查等资料进行证候研究，在传统定性诊断标准的基础上，逐步形成了量化诊断模型。

例如，高血压国家中医临床研究基地、山东中医药大学附属医院依托国家自然科学基金面上项目"平肝方药干预高血压病肝阳上亢证的代谢机制"（No.30772865）、教育部新世纪优秀人才支持计划（No.NCET-07-0522）及山东省教育厅立项资助课题"高血压病常见中医证候量化诊断的研究"（No.J12LK10）等内容，立足高血压常见中医证候的证候表征，以病证结合为切入点，以临床准确辨证为目标，以中医理论为指导，以文献研究为支撑，以专家经验为参考，以人群调查为依托，以四诊信息为依据，借鉴量表学、临床流行病学、统计学和循证医学的研究思路与方法，通过对中医古籍和临床病案的采集和分析，以及多层次、多尺度的测评，编制了具有中医特色的高血压常见中医证候（肝气郁结证、肝火上炎证、阴虚阳亢证、肝肾阴虚证、肾阳亏虚证、阴阳两虚证、痰湿壅盛证和痰瘀互结证）的诊断量表，建立了高血压常见中医证候的宏观量化诊断模型、诊断标准和量化分级标准。以高血压肝火上炎证为例，建立证候诊断模型 Y（积分）=11 头晕+12 头痛+1 耳鸣+10 口苦+6 口干+2 胁肋疼痛+2 多梦+2 失眠+12 急躁易怒+4 大便秘结+6 小便黄+5 面红+4 目赤+5 舌质红+5 舌苔黄+6 脉弦+4 脉数+3 脉有力，确定高血压肝火上炎证的诊断界值为230，该界值的诊断灵敏度为61.2%，特异度为91.3%；诊断的充分条件为具备肝火上攻指标（头晕、头痛、耳鸣、口苦、口干）和肝火内扰指标（胁肋疼痛、多梦、失眠、急躁易怒、大便秘结、小便黄）至少各1项，必要条件为证候积分≥230；证候轻、中、重分级的诊断阈值分别为230≤证候积分≤277者为肝火上炎证轻度，277<证候积分≤329者为中度，证候积分>329者为重度。研究者通过该研究得出结果：高血压中医量化诊断标准表现为症状、体征的有机组合，该标准既有必要条件，又有充分条件；既有证候确立的诊断阈值，又有证候轻、中、重分级的诊断阈值。该研究结果由山东中医药学会以团体标准发布，名称为《高血压病常见中医证候诊断标准》，编号为 T/SDACM 001-2023。

近年来，为进一步规范中医病证研究，国家中医药管理局、中华中医药学会先后立项多批次中医药病证规范化研究，以期为证候标准的建立提供参考范式。

（三）证候微观指标的研究

随着科学技术的进步，许多医学研究工作者借助现代科学的技术和手段，从人体的不同层次和水平（系统、器官、细胞、亚细胞、分子等）去阐明证候在结构、代谢、功能诸方面的物质基础，寻找对证候具有诊断价值的微观指标，建立证候的诊断标准。相对于依赖四诊获得信息的宏观辨证而言，这种辨证方法被称为微观辨证。

微观辨证是对宏观辨证的发展和深化。由于证候综合性、整体互动性，如何在众多的层次和水平中寻找和发现对证候的诊断有价值的微观指标，成为人们十分关注的课题。例如，陈可冀院士依据血瘀证与血液流变性的异常表现，将血瘀证分为血瘀证高流变性型（1 型）和血瘀证低流变性型（2 型）；再如，有研究通过检测 17-羟皮质类固醇以从微观角度进行肾阳虚的诊断。虽然此类将微观指标与中医证候研究相结合的思路还有许多亟待解决的问题，但微观指标的客观性、精确性和真实性的优势有助于阐释各类证候的科学内涵和物质基础，丰富辨证论治的内容，推动中医诊断的标准化发展。

在此基础上，部分学者进一步尝试将宏观、微观指标进行联合分析，构建病证诊断与疗效评价模型。如以高血压肝阳上亢证为例（图 5-1），分析治疗前后病证

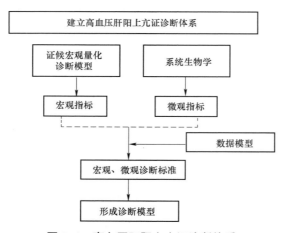

图 5-1　高血压肝阳上亢证诊断体系

的宏观和微观指标数据，并借助临床试验和循证证据分析，评价指标的可靠性和科学性，以此为中医药疗效标准评价提供新思路。

（四）证候演变规律的研究

在疾病的发展过程中，证候处于动态变化。疾病在不同阶段，表现为不同的证候，存在一定的演变规律，如发热性疾病的六经证候，卫气营血证候，脏腑病变的"母病及子""子盗母气"形成的证候，均是证候演变规律的科学总结。

证候演变规律的研究可应用纵向研究和横断面研究相结合的方法。纵向研究是观察同一患者群体不同时点的证候特征的前瞻性研究，以分析证候在疾病的发生、发展过程中的形成、演变与转归。横断面研究则是观察疾病发生、发展过程中的某一时点或阶段的证候特征的研究。如果对患有同一疾病（如中风）的几组人群，分别选择不同时点（如急性期、恢复期、后遗症期）观察其证候特征，加以综合分析，也有助于对证候动态变化的认识。由于是在同一患者群体身上进行的前瞻性研究，纵向研究获得的关于证候演变的结论的真实性较强。从单一患者群体、单一时点上所获得的仅是一个时点的证候特征，若对几个横断面研究加以综合分析，也可以得出不同时点的证候特征，并推导出证候的演变规律。

国内学者王亚利等基于胸腺代谢组学和生物钟基因开展卫气年节律和卫气月节律的研究。在年节律方面，研究组发现春、夏、秋、冬四个季节中正常组与模型组的代谢变化具有明显差异，推测环磷酸腺苷、苹果酸、高肌肽、尿苷、皮质醇为体现卫气在不同季节变化规律的潜在标志物；在月节律方面，研究者发现硫胺、鸟苷、皮质醇呈现月初、月末低，月中高的趋势，符合卫气月中强、月初月末弱的变化规律。

本团队在国家自然科学基金面上项目《高血压肝阳上亢证模型大鼠代谢节律稳态及钩藤调控机制研究》中，将中医子午流注图与生物钟基因调控核心通路负反馈的分子机制巧妙结合，采用代谢组学研究方法，对高血压肝阳上亢证模型大鼠十二时辰的血清进行分析，发现了86个具有节律性改变的代谢标志物，并对其进行验证，结果发现亮氨酸、异亮氨酸、缬氨酸等多个氨基酸的变化具有清晰的节律性，阐明了高血压肝阳上亢证模型大鼠血清代谢物水平随时间变化的特征，为该证候的高血压个性化治疗提供了理论依据。

中医辨证论治特色性提出异病同治，即不同的疾病在其发展过程中出现了相同的病机，因而采用同一种方法治疗的法则。为借助现代科技手段对该理论进行验证，本团队通过大量临床病例观察及汇总分析，提出"高血压、脑梗塞、抑郁症中医异病同治的病因病机与诊治方案的创新研究"（未立项），认为肝郁火逆是上述疾病共同的核心病机，以此尝试采用临床随机对照试验，观察相同方药干预上述疾病的临床疗效及微观指标，以期为中医治疗提供客观证据。

（五）证候生物学机制的研究

如果把四诊获得的症状、舌象、脉象及其他临床表现看成是"征象""现象"或"表观特征"，那么反映证候内在微观指标变化规律的研究即为证候的生物学机制研究。

证候生物学机制研究是以现代医学的客观检测指标为中介，采用血液生化学、分子生物学、系统生物学等方法，解释外在证候的内在微观指标的变化规律。该研究的近期目标是寻找和确定中医证候的客观检测指标，对证候进行定量表达，而远期目标则是用客观检测指标对疾病作出定量诊断，从微观角度解析疾病的发生发展规律及药效机制。

例如，本团队的国家自然科学基金面上项目《高血压病肝阳上亢证证候本质及藤菔降压片干预的网络生物学研究》，在中医证候研究中引入网络生物学方法，在严格界定高血压肝阳上亢证诊断标准的基础上，整合高血压肝阳上亢证和阴阳两虚证患者的蛋白组学和代谢组学数据，通过生物信息学计算建立高血压中医证候的代谢网络模型，寻找相应病证的证候网络表征，将网、线、点多层次结合，阐明高血压肝阳上亢证的网络代谢特征和证候的病机演变本质。研究发现，高血压肝阳上亢证的生物学本质与花生四烯酸代谢、氨基酸代谢、亚油酸代谢、G蛋白偶联受体、硒元素代谢网、前列腺素等关系密切，为尝试解释复杂中医证候的本质提供了新的研究思路。

近年来，证候生物学机制研究蓬勃发展，为解读证候内在机制、动态演变规律及异病同治、同病异治、方-证相关等中医理论提供了新证据。

三、证候临床研究的方法

（一）研究对象的确定

证候临床研究必须根据研究目的确定研究对象的性质和范围，以及与之相应的证候标准、纳入标准和排除标准。若进行病证结合的研究，则必须确定现行且公认的疾病诊断标准。

证候标准能准确地将患者群体的这一状态与其他人群的另一状态区别开来，因此，证候标准一旦建立并被使用，就应具有"黄金标准"（gold standard）的特性，即在使用该标准时，误诊（判）率和/或漏诊（判）率应降至最低。但是，由于证候标准（宏观标准）主要由症状、舌象、脉象等软指标、定性指标所组成，其"黄金标准"的特性不尽如人意。证候"黄金标准"的建立，应立足于中医学理论，吸取古今临床实践的成果，从广泛的文献调研和专家咨询入手，并应用临床流行病学、数据统计学的方法，才有可能使证候标准的建立具有更严谨的科学性。例如，本团队以文献分析为基础构建条目池，借鉴专家咨询法（Delphi 法）进行三轮专家问卷，并结合临床流行病学调查，建立了高血压病肝阳上亢证宏微观信息融合诊断量表；陈可冀院士团队在文献研究和专家咨询的基础上，利用观察性研究和干预性研究，建立了冠心病血瘀证病证结合诊断模型。

（二）对照组的设立

在证候临床研究中，设立对照组需要结合证候研究的特点，考虑对照组设立的合理性，即如何设立对照组才能达到对照的目的，根据不同的研究目的，选择不同的对照方法。例如，为了探讨不同证候相关微观指标改变的异同，通常采用相互对照法；为了观测并分析方-证-效，最好是选择随机双盲平行对照法。

在病证结合研究中，常需要设立同病异证的对照和/或异病同证的对照，以比较、分析、推断有关的临床征象或微观指标的差异是否证候的特征性（或特异性）改变。例如，熊新贵等应用蛋白组学探索肝阳化风证的本质，除了设置健康人作为对照外，还设置了脑出血肝阳化风证与阴虚风动证间的同病异证对照，以及脑出血肝阳化风证与帕金森病肝阳化风证间的异病同证对照。针对临床实践中患病个体存在无证可辨的情况，必要时可设立有病无证对照组。证候临床研究通常需要设立正常对照组。应根据研究目的，规定"正常"的定义和标准。

（三）证候观测一致性的衡量

证候及其包含的症状、舌象、脉象等均属于软指标或定性指标的范围。在临床研究中，研究者的训练背景、经验不同，生物个体存在差异，因而不同的研究者对同一临床事件的观测结果可表现为不一致，尤其是对软指标、定性指标的观测结果，不一致性更为突出。临床观测的不一致性反映了临床资料和数据收集的不可靠性，影响了研究结论的真实性。为了减少证候观测的不一致性，提高证候研究结论的真实性，对证候及其症状、舌象、脉象等的一致性的衡量是十分重要的。

（四）证候微观指标价值的评测

由于把证候作为机体的一种综合反应状态，从临床流行病学/临床科研设计、衡量、评价（design，measurement and evaluation in clinical research，DME）方法出发，对微观指标的选择及其价值的评价至少应考虑两方面的因素：一是指标的相关性，主要从敏感度（sensitivity）、特异度（specificity）、准确度（accuracy）方面加以综合评价；二是多指标的综合判断。本研究团队曾经在古今文献的基础上，应用 Delphi 法和临床流行病学调查的方法建立了高血压病肝阳上亢证宏微观信息融合诊断量表。为了确定客观化的诊断阈值，采用受试者工作特征曲线（receiver operating characteristic curve，简称 ROC 曲线）法确定高血压肝阳上亢证的诊断界值为 243，该界值的诊断灵敏度为 94.3%，特异度为 95.2%。

中医学证候微观指标的价值评测是一个较为复杂的问题。上述提供的方法是以将临床的证候诊断视为"黄金标准"为前提，然后将测试的结果与"黄金标准"进行比较。然而，证候的临床诊断如何达到或接近"黄金标准"，本身就是一项尚待解决的课题。

（五）群体调查方法

群体调查方法是根据一定的研究目的在特定的人群中进行的大样本调查。目标人群可以是医院的患者，也可以是社区中的健康群体或患者群体，在进行某一临床决策时也可以把专家群体作为目标人群。群体调查需建立特定的调查工具（instrument）或调查问卷（questionnaire）。调查工具的建立须经过一定的程序，一般包括项目的选择，项目的增减，小样本的预测，工具的效度（validity）、信度（reliability）和反应度（responsiveness）的评测与应用。群体调查常需要应用统计学方法从定量化概率估计去分析调查结果，推导调查结论。

群体调查方法可广泛用于临床研究的各个领域。在证候研究中，可用于证候及其相应征象的分布、证候标准的建立和评价、证候的病因研究等。例如，本团队应用横断面研究设计，调查了 889 例高血压患者的证候要素，通过聚类分析，发现高血压患者可分为痰湿壅盛证、肝肾阴虚证、肝火炽盛证、肾阳亏虚证四个证型。

（朱羽硕　王晓杰）

参 考 文 献

[1] 《中医学》编辑委员会. 中医学[M]. 上海: 上海科学技术出版社, 1997: 621.

[2] 李坤, 张传文, 朱羽硕, 等. 高血压病肝阳上亢证宏微观信息融合诊断量表的探索研究及信度、效度测评[J]. 山东中医药大学学报, 2021, 45(01): 22-28.

[3] 付长庚, 高铸烨, 杨巧宁, 等. 冠心病血瘀证病证结合诊断标准的相关研究[J]. 中西医结合心脑血管病杂志, 2018, 16(11): 1473-1475.

[4] 李坤, 李运伦, 朱羽硕. 高血压病肝阳上亢证宏微观信息融合诊断量表阈值的建立[J]. 中华中医药杂志, 2022, 37(02): 693-697.

[5] 冯双双, 李运伦, 齐冬梅, 等. 原发性高血压患者中医证候分布特征及其与年龄相关性研究[J]. 山东中医药大学学报, 2018, 42(06): 475-478+495.

[6] 熊新贵, 陈疆, 梁清华, 等. 中医肝阳化风证本质蛋白质组学研究[J]. 中国中西医结合杂志, 2011, 31(07): 913-920.

第 六 章

真实世界研究

一、概述

21世纪医学发展的重点任务从防病治病转向健康维护，医学模式从单纯的疾病治疗模式转向以预防（prevention）、预测（prediction）、个体化（personalization）和患者参与（participation）为主的4P医学模式。为解决医学研究的复杂性这一问题，临床研究方法学体系也在不断发展，真实世界研究方法应运而生，日益被广泛接受。

（一）概念

真实世界研究（real world study，RWS）即运用流行病学研究方法，在无偏倚或偏倚较少的真实人群中，对某种或某些干预措施（包括诊断、治疗、预后）的实际应用情况进行研究；同时也指在现实医疗环境中，通过优化分析多种途径来源的数据而获得证据。

（二）源流

近年来，随着真实世界研究数量的不断增加，人们对真实世界研究的关注度也日益增加，各国逐步出台相关政策，以确保研究质量。在全球范围内，中国是真实世界研究的热点地区。

1993年，Kaplan等首次在论文中提出了真实世界研究的概念。

2016年，美国国会通过《21世纪治愈法案》，明确食品药品监督管理局（Food and Drug Administration，FDA）可在合适的情况下使用真实世界数据（real world data，RWD），作为医疗器械及药品上市后研究及新适应证开发的审批证据。2018年12月6日，美国FDA重磅宣布《真实世界证据计划框架》，随即引起了世界各国和地区的广泛关注，该框架不仅促进了使用真实世界证据（real world evidence，RWE）支持药品审批决策的进程，同时也为实现该目标提供了一个相对清晰的路线图。在框架中，FDA给出了三类支持"效果"决策的研究设计，即实效性随机对照试验、非随机单臂试验（single-arm/one-arm trial）和观察性研究，并且在计划框架里对真实世界数据和使用真实世界证据的广泛潜在应用进行了分析。

2018 年，中国首个 RWS 指南——《2018 年中国真实世界研究指南》发布。2019 年 4 月底，国家药品监督管理局（简称国家药监局）启动了中国药品监管科学行动计划，把"真实世界数据用于医疗器械临床评价的方法学研究"列入其中，该计划的发布标志着中国药品监管部门正式启动将 RWD 和 RWE 用于审评审批方面的探索与研究。2020 年 1 月，国家药监局发布国内首个《真实世界证据支持药物研发与审评的指导原则（试行）》。2020 年 12 月 25 日，《国家药监局关于促进中药传承创新发展的实施意见》提出，"鼓励开展以患者为中心的疗效评价""探索引入真实世界证据用于支持中药新药注册上市""健全符合中药特点的审评审批体系"。

2021 年 4 月 15 日，国家药监局药审中心发布《用于产生真实世界证据的真实世界数据指导原则（试行）》。同年，国家卫生健康委员会推出《药品临床综合评价管理指南（2021 版试行）》，该指南明确提出，"药品临床综合评价应充分利用真实世界数据。真实世界数据是来源于医疗机构及其他相关专业机构日常所产生的各种与患者健康状况和（或）诊疗及保健有关的数据"。此后，中华中医药学会公布了五个《中医药真实世界研究技术规范》。在上述方案的指导和引领下，我国真实世界研究进入崭新的篇章。

（三）应用领域

真实世界研究起源于实用性临床研究，最早被应用于药物流行病学研究。目前，真实世界研究作为对传统临床研究的补充，在帮助开展疾病治疗、提高临床决策效率、提供药品可上市证据、支持药品全生命周期监测中发挥着重要的作用，应用领域逐渐扩大。

以临床问题为导向的真实世界研究通常围绕疾病的病因、诊断、治疗、预后及临床预测等临床问题而展开。研究的主要特点是数据量大、数据来源丰富及数据处理方法多样等。相关分析方法包括单因素分析、多因素分析、相关性分析、异质性分析、敏感性分析、模型预测等，因此，研究对数据清洗、质控、统计分析等有较高要求。

以药品相关问题为导向的真实世界研究可被应用于药品的全生命周期。根据药品的特殊性，主要从安全性、有效性和经济性三个方面进行研究，内容包括真实世界研究辅助临床决策、为药品注册和上市提供安全性和有效性证据、为上市后再评价提供补充材料、发现早期药物警戒信号、开展药品经济学研究、了解社会医药资源的配置和利用效率等，相关分析方法包括上市后再评价、药物警戒、药物相互作用分析、最小成本研究、成本-效果研究等。因此，该研究方法可涉及临床药物全流程管理，相比于药物临床试验，真实世界研究更能反映药物的真实应用情况。

近年来，为寻找合理评价中医药疗效的研究方法，真实世界研究被逐步应用到中医药领域，主要被应用于评价经典名方、复方制剂及中西医结合疗法的有效性和安全性，借助关联规则分析、复杂网络分析、决策树、人工神经网络、贝叶斯网络、支持向量机、随机漫步模型、文本挖掘等相关性分析为临床提供中医药循证证据。

真实世界研究在医药领域的应用范围正在不断拓展，除了上述应用外，还可将真实世界疾病组作为对照组，代替传统临床试验疾病组，辅助临床试验设计，以降低研究成本；在检验医学领域，真实世界研究能更精准地定位患者人群。此外，真实世界研究还可用于发掘新药适应证、为公共卫生决策提供依据等。

二、数据

（一）数据的来源

在临床医疗领域的真实世界研究中，研究者可以利用多种数据来源来获取有关疾病、治疗和患者结果的信息。以下是一些常见的真实世界数据来源。

1. 电子健康记录（electronic health records，EHR）　电子健康记录是医疗机构存储患者医疗信息的电子系统。通过分析 EHR 数据，研究者可以获得关于患者病历、诊断、处方药物、检查检验等方面的信息。

2. 医保和医疗索赔数据　医保和医疗索赔数据来自医疗保险机构或医疗支付系统，其中记录了患者接受医疗服务的费用和支付信息。这些数据可以提供治疗过程、医疗程序和费用的详细信息。

3. 注册表数据　注册表是一个系统性收集和记录特定疾病、病情或医疗干预信息的数据库。参与注册表的医疗机构或专业组织，可以获得丰富的临床数据，用于观察性研究和结果评估。

4. 药房数据　药房数据包括患者购买的处方药物信息，可以提供药物的使用情况、剂量和持续时间等数据。这些数据可以用于评估药物的疗效和安全性。

5. 临床试验数据　临床试验是评估新药物、治疗方法或医疗器械安全性与效果的研究。在研究过程中收集的临床数据可以为真实世界研究提供有用的信息。

6. 调查研究数据　调查研究数据是通过向患者、医生或其他医疗保健专业人员提问来收集其观点、经验和行为的数据。这些数据可以提供相关人员对患者满意度、治疗效果评估、治疗选择等方面的理解。

7. 追踪研究数据　长期追踪患者、社区或人群的数据，可以观察疾病的发展、治疗效果和不良事件。这些数据可以来自疾病登记、人口统计数据、生物样本收集等。

值得注意的是，并非所有的真实世界数据都可以直接生成真实世界证据，如院内 EHR 数据需要补充生存时间、不良反应信息等长期随访数据，才能形成适用的真实世界证据。

对数据的利用可根据数据的时效分为现有数据利用和前瞻性数据利用。现有数据利用直接从上述数据源中获得的数据进行分析，这些数据的体量非常庞大，但由于数据的采集并非为某特定研究目的而设计，故数据分散，异质性高，完整性和准确性也有待验证。前瞻性数据利用则是在收集之前明确具体研究目的和数据收集目标，主动收集数据并进行分析，这些数据更加规范、标准、完整、准确，主要包括临床试验的补充数据、实用性随机对照试验、注册登记研究（registry）、健康调查、公共健康监测等。

（二）数据的处理

1. 数据的管理　在真实世界研究中，数据管理的质量是决定研究结果有效性的关键。以下是一些常见的真实世界数据管理的注意事项。

（1）数据收集和记录：确保数据采集过程符合标准化的操作流程，并使用准确一致的数据记录方法。这包括培训数据收集人员，使用标准化的数据采集工具和表单，并确保数据的准确性和一致性。

（2）数据安全和隐私保护：采取适当的安全措施来保护研究数据的机密性和隐私性。这可能包括数据加密、访问控制、身份验证和授权机制等，以防止未经授权的访问、使用或泄露。

（3）数据文档和元数据管理：记录详细的数据文档和元数据，包括数据来源、变量定义、数据字典和数据处理过程等。这有助于其他研究人员理解和使用数据，以及验证研究结果的可重复性。

（4）数据存储和备份：确保研究数据的安全存储和备份，以防止数据丢失或损坏。使用可靠的数据存储设备和系统，并制订数据定期备份策略，以保护数据的可恢复性。

（5）数据访问和共享：根据适用的法律、伦理和政策要求，设定研究数据访问和共享的权限。确保只有被授权的人员可以访问数据，并在数据共享时采取适当的匿名化和隐私保护措施，保证数据信息无泄露风险。

（6）法规和伦理合规性：遵守适用的法规、伦理和隐私规定，包括人体研究伦理审查、知情同意程序和数据保护法规等。确保数据管理过程符合伦理和法律要求，并保护参与者的权益和隐私。

2. 数据的质量控制

（1）数据的完整性：数据的完整性要求采集的临床信息应该包括患者院内外的全部诊疗信息。例如，住院患者的诊疗信息既要包含入院记录、首次病程记录、日常病程记录、出院记录等内容，还要包含医嘱、实验室检查、影像检查、用药信息等内容，对于某些科研需求，可能还需要包含量表、随访、医疗费用等信息。

（2）数据的准确性：数据的准确性要求收集的临床诊疗信息源于真实的临床实践记录，并与临床实际情况相符合，能准确描述患者当时的临床实际情况。科研信息（如量表、CRF）应该与患者的临床实际情况保持一致，例如，对于同一个患者的同一采集时点，患者的临床信息（如年龄、血压值、血糖值）应在一定的生理病理范围内，如年龄值不可能出现 200 岁。

（3）数据的一致性：数据的一致性要求采集的临床诊疗信息应保证前后描述一致，尤其是与临床疗效评价有关的信息，必须前后一致。例如，在对患者进行出入院中医临床症状评价时，记录的出院时症状必须与入院时症状相呼应，不能入院时采集记录的是某一组症状，而出院时采集记录的是另一组症状。

（4）数据的实时性：数据的实时性是临床科研共享系统最为突出的特色，也是临床科研共享系统的基本要求，体现了临床科研一体化的理念。即要求研究者在完成医疗工作任务的同时，完成科研数据的采集，而不是通过二次加工、二次录入等方式完成临床信息的数据化。

（5）数据的便捷性：数据的便捷性是指在临床数据采集环节，要求能简捷地完成数据的采集，这对于提高临床科研工作的速度和效率具有非常重要的意义。例如，如何设计科学合理的电子病历科研模板，如何确定临床采集关键信息点等。

3. 偏倚和混杂的控制　在偏倚的控制上主要涉及选择偏倚的控制、信息偏倚的控制及混杂因素的控制。真实世界研究中存在诸多混杂因素，控制混杂因素的干扰是真实世界研究设计中的核心问题之一。

（1）选择偏倚的控制：在人群选择、框架制订和研究实施过程中，往往容易出现选择偏倚，在大多数情况下，可以通过科研设计来减少或者消除偏倚，如采用匹配或者随机的方法。

（2）信息偏倚的控制：信息偏倚主要来自数据收集和解释过程中的错误信息，

如回忆偏倚、报告偏倚、诱导偏倚等。研究者要在研究的不同阶段（研究设计阶段和资料收集阶段）控制和消除影响信息准确性的各种因素。

（3）混杂因素的控制：控制混杂因素可以从研究设计和统计分析上着手，如采用整群随机设计可有效控制组间混杂因素，采用协变量模型和分层分析方法可在事后进行混杂的调整。对于复杂的研究，在采集疾病、结局相关数据时，注意选择更高级、更适配的统计分析方法。

三、思路和流程

真实世界研究遵循临床研究的基本准则和规范，真实世界研究的环境和数据来源越复杂，研究设计、数据处理和分析技术越复杂。真实世界研究的开展须从临床问题的确定开始，要根据 PICOS 原则（详见第八章）将问题翻译成可检索、可回答的问题。确定研究问题后，研究者应根据研究目的与操作可行性确定研究类型及研究人群，并建立或调用数据库，收集相关真实世界数据，最终根据分析结果得出真实世界证据。

需要注意的是，在收集数据前，应完善方案设计，充分考虑研究目的、研究对象、暴露因素、纳入标准和排除标准、评价指标、样本量、统计方案的制订，并对伦理学及数据安全进行充分评估和考量。在研究过程中，应严格把控数据质量，严格控制混杂及偏倚，保证数据的真实性与准确性。此外，真实世界研究仍属于临床研究的范畴，有必要按照通行的临床研究伦理审查原则和方法对其伦理学问题进行评价。

四、设计类型（研究类型）

1. 观察性研究　观察性研究是临床真实世界研究中常见的一种研究类型，它旨在观察和描述真实世界中的现象、关系或事件，而不对其进行主动干预。观察性研究可以对医疗干预措施在实际临床实践中的效果、安全性和效益进行观察和评估。下面是观察性研究的几种常见类型。

（1）横断面研究：横断面研究通过在某个特定时间点或时间段内收集数据来描述特定人群或群体的状况或特征。研究者通过调查、问卷或其他数据收集方式收集相关信息，并在该时间点上或时间段内观察和分析数据。横断面研究通常用于了解疾病的患病率、风险因素、临床特征等。

（2）队列研究：队列研究是一种长期的观察性研究，研究者通过追踪一组人群并收集相关数据来评估暴露因素与疾病之间的关系。研究对象可以是特定的患者群体、社区居民或其他特定人群。队列研究可以是前瞻性的（根据暴露因素的存在与否开始追踪人群）或回顾性的（根据过去的暴露信息回顾性地追踪人群）。

（3）病例对照研究：病例对照研究是一种回顾性的观察性研究，用于比较已患疾病的个体（病例）与未患疾病的个体（对照）之间的暴露因素。研究者回顾性地比较病例和对照群体的暴露历史，并评估暴露因素与疾病之间的关系。病例对照研究通常用于研究罕见疾病或长发展周期的疾病。

在观察性研究中，研究者主要侧重观察和描述已有的现象或关系，而不主动干预或控制变量。观察性研究的优点在于其现实性和推广性，因为它可以提供真实世界的数据和结果。然而，观察性研究也有一些限制，如存在潜在的偏倚和混杂因素，无法建立因果关系等。因此，在解释观察性研究结果时需要谨慎，并结合其他研究设计和证据来进行综合评估。

观察性研究还可进一步分为描述性研究（病例个案报告、病例系列报告、横断面研究）和分析性研究（队列研究、注册研究、巢式病例对照研究、病例对照研究）；若按照论证强度排序，从高到低依次为前瞻性队列研究（注册研究）、回顾性队列研究（注册研究）、巢式病例对照研究、横断面研究、病例系列报告及病例个案报告等。此外，还有一些改良的设计方案（如中断时间序列）也被用于观察性真实世界研究。

2. 试验性研究　试验性研究即真实世界的临床试验，首推实效性随机对照试验，其理论假设、研究设计均具有日常临床实践，其结局指标也从临床实际出发，侧重分析真实世界的实际效果，旨在评估医疗干预措施在日常临床环境中的实际效果和可行性。与传统的试验研究相比，实效性随机对照试验更关注干预的实际效果，强调干预在真实世界中的有效性和实用性，而不仅仅关注其疗效。以下是实效性随机对照试验的一些特点和关键要素。

（1）基于真实世界临床实践：实效性随机对照试验是在真实世界的日常临床实践中进行的，旨在评估干预措施在实际应用中的效果。与传统的试验研究相比，这种设计更接近实际情境，可以更好地反映临床实践的复杂性和多样性。

（2）包容性人群：实效性随机对照试验通常包括广泛的参与者，代表真实世界中的多样性人群。研究对象可以是临床诊所的患者、特定疾病群体或特定地区的人群。这种设计可以增加研究结果的外部有效性和推广性。

（3）关注实际干预效果：实效性随机对照试验关注的是干预措施在临床实践中的效果，而不仅仅关注其疗效。因此，除了评估主要临床结局外，还可以考虑次要结局、生活质量、成本效益等实际结果指标。

（4）随机分配和对照组设计：实效性随机对照试验通常采用随机分配的方法，将参与者随机分配到干预组和对照组。例如，对照组可以接受标准护理或传统治疗，以便比较干预组与对照组之间的差异。

（5）关注实际实施策略：实效性随机对照试验还关注干预措施的实际实施策略。研究者通常会考虑干预的可行性、实施的难度、医生和患者的接受程度等因素，并根据实际情况进行调整和改进。

实效性随机对照试验的目标是提供更具实际临床意义的证据，帮助指导临床实践，并促进医疗决策的制定。通过在真实世界中进行试验，实效性随机对照试验可以更好地反映干预在实际环境中的效果，增强研究结果的可靠性和实用性。

真实世界研究也可采用随机分组加计划性干预的设计。有时，理想世界与真实世界的研究设计并非界限清晰，真实世界研究也可以根据研究者试图回答的不同临床问题，采用多组设计，例如，既有安慰剂对照，也有阳性药物对照，在研究对象与干预措施的选择、对照措施的设定及评价的结局指标方面可能会偏向于效力研究或者效果研究。这时需要特别论证研究的目的，尤其是区分主要目的和次要目的，从而通过一个临床试验试图回答一系列的临床问题。但一般建议在一个临床试验中回答多个问题，这将使研究设计更加复杂化，操作的难度也会增大，研究的可行性会受到挑战。

近年来，随着医疗大数据的兴起，基于医疗管理系统数据库的信息分析与大数据挖掘也成为真实世界研究的一个重要发展方向。其形式主要分为两种：①在回顾性数据库的基础上，重新构建回顾性队列研究；②对于无法重构为回顾性队列研究、病例对照研究的大数据，考虑用数据挖掘方法进行分析。

中医临床治疗领域的研究主要关注以患者为中心的症状缓解程度。临床上，寻求中医治疗的患者往往存在强烈的主观选择，或者是既往对西医治疗不够满意转而寻求中医治疗。此外，在 RCT 中，部分患者会拒绝参与，或者研究对象存在有违伦理的情况，如具备手术指征、母乳喂养、围绝经期期雌激素替代疗法、晚期癌症，或者有的病患被常见的干预性研究排除在外，如孕妇、儿童、老人、有合并症的患者。这些现实问题促使人们探索基于临床的研究方法，而真实世界研究能够充分体现这些特点，并具有较好的可行性和患者依从性。

在中医药的临床评价领域，真实世界研究也可以用于中成药的上市后评价，探索其临床应用的优势人群和适应病证，为中药不良反应提供长期使用的安全性证据；同时，结合社会学定性研究方法，允许人们探索中医实践的获益，充分体现以患者为中心的临床评价，而不仅限于理想场景下的特异性疗效评价。此外，真实世界研究也可以用于中西医结合优势互补的方案优化，为提高临床疗效建立证据基础。真实世界研究也可以为研发新的治疗手段和方法提供前期临床研究的基础。

五、证据等级评价

1. **分级**　真实世界研究的证据等级评价通常基于其方法学的质量、可信度和应用的可靠性，以证据推荐分级的评估、制订与评价（grading of recommendations assessment，development and evaluation，GRADE）方法最为常用，具体分级如下。

（1）高质量证据（high-quality evidence）：这个等级的证据来自方法学严谨的RCT或者在真实世界中具有高度可靠性的观察性研究。高质量证据对于评估干预措施的效果和效益具有较高的可信度。

（2）中等质量证据（moderate-quality evidence）：这个等级的证据来自方法学较好但存在一些限制的随机对照试验或者观察性研究。中等质量证据对于评估干预措施的效果和效益具有中等的可信度，但存在一些不确定性。

（3）低质量证据（low-quality evidence）：这个等级的证据来自方法学较差的随机对照试验或者观察性研究。低质量证据对于评估干预措施的效果和效益具有较大的不确定性，并且可能需要更多高质量研究的支持。

（4）非常低质量证据（very low-quality evidence）：这个等级的证据来自方法学非常差的随机对照试验、观察性研究，或者存在严重的不一致性、偏倚或不完整数据的研究。非常低质量证据对于评估干预措施的效果和效益具有极大的不确定性。

2. **因素**　在评价证据等级时，除了方法学质量之外，研究者还需要考虑以下因素。

（1）一致性（consistency）：不同研究的结果是否一致，即是否存在一致的证据支持。

（2）直接性（directness）：研究的目标人群、干预措施和结果是否与关注的临床问题直接相关。

（3）精确性（precision）：研究的样本量是否足够大，是否可以得出可靠的结论。

（4）偏倚（bias）：是否倾向于发表正面结果，以及是否考虑了未发表的研究。

在评价真实世界研究的证据等级时，研究者需要综合考虑以上因素，并进行权衡和判断，以确保对干预措施的评价和推荐具有可靠性和科学性。普遍的观念认为，真实世界研究的证据等级或可信度低于解释性RCT研究产生的证据。然而，真实世界证据与临床试验证据的根本区别在于获取数据的场景不一样，两者间的区别不应该建立在是否存在有计划的干预试验及是否采用了随机化试验设计这两种情况之上。因此，把真实世界研究的证据级别简单划分在金字塔证据分级法中的某个或某几个级别并不适合，也不意味着真实世界研究的证据等级一定低于RCT证据，两者往往是为了回答不同临床问题而产生的不同研究设计，在证据级别上不具备简单的可比性。

考虑到真实世界研究与传统临床试验的不同侧重点和设计方式，对真实世界研究的证据等级评价应当采用适合其设计特点的全新评估系统，依据研究设计与研究问题的相关性、研究质量控制程度及研究数据的可靠性进行评价。

（焦华琛　姜　枫）

延伸阅读：《中医药真实世界研究技术规范——证据质量评价与报告》

参 考 文 献

[1] 中华中医药学会《中医药真实世界研究技术规范》制订组. 中医药真实世界研究技术规范——证据质量评价与报告[J]. 中医杂志, 2022, 63(3): 293−300.

[2] 方碧陶. 国家药品监督管理局印发《真实世界证据支持药物研发与审评的指导原则（试行）》[J]. 中医药管理杂志, 2020, 28(2): 107.

[3] 21st Century Cures Act[EB/OL]. FDA, 2020(2020−01−31)[2024−10−27]. https: // www.fda.gov/regulatory−information/selected−amendments−fdc−act/21st−century− cures−act.

[4] 王禹毅, 马文欣, 王雪惠, 等. 模拟目标试验及其在中医药研究中应用的可行性分析[J]. 中医杂志, 2023, 64(19): 1969−1974,

[5] 陈薇, 陈可冀, 刘建平. 中医药真实世界研究证据的构成及分级标准建议[J]. 中国中西医结合杂志, 2021, 41(5): 608−611,

[6] 刘保延. 真实世界的中医临床科研范式[J]. 中医杂志, 2013, 54(6): 451−455.

第七章

网络药理学

网络药理学（network pharmacology）从系统生物学和生物网络平衡的角度阐释疾病的发生、发展过程，从改善或恢复生物网络平衡的整体观角度认识药物与机体的相互作用，并指导新药的研发。作为人工智能和大数据时代的新兴交叉学科，网络药理学旨在借助药理学、系统生物学、计算机科学等多个学科的技术和方法，优化药物研发过程，解决传统药物研发过程中存在的一系列问题，已经在药物研发、药物剂量优化、临床数据挖掘等方面展现出了广阔的应用前景。

一、网络药理学的形成背景

随着中医药走入世界舞台，国内外学者已围绕中药防治常见疾病和多发病展开系列研究。中药是由多种成分组成的复杂系统，其与机体之间的相互作用涉及多个系统的联合调节。积极挖掘中药复杂组分的内涵，寻找有效的方式和方法，以揭示中药复方与机体之间的交互反应效应模式，成为中药现代研究亟须解决的关键问题。

21世纪初期，生物技术迅速发展，基因组学研究取得了突破，为药物作用机制的研究提供了新的技术手段和数据来源。在这一时期，李梢教授创造性地提出了中药方剂"多因微效"的整体调节作用及与调控疾病相关的功能基因网络。他还首次将基于大数据的分子生物网络应用于中医寒热证的人体调节效应分析，并提出了网络药理学的核心概念——网络靶点。

2021年3月，李梢教授领衔制定首个网络药理学国际标准《网络药理学评价方法指南》。该指南通过了世界中医药学会联合会的认证，首发于《世界中医药杂志》英文刊（*World Journal of Traditional Chinese Medicine*，*WJTCM*），中文版发表于《世界中医药》杂志。这一指南的制定不仅有助于提高网络药理学研究领域的整体水平，还对规范网络药理学科研具有重要的实践指导意义。同时，这也是中医药领域首个正式制定的关于新兴学科的国际标准，标志着针对中药机制的大数据分析研究在引领交叉学科国际发展方面迈出了关键的一步。

二、网络药理学的研究对象

（一）单味中药

单味中药是中药复方的基础，网络药理学研究集中于中药的化合物特征，如金鑫利用网络药理学研究平贝母中生物碱等的抗炎作用，此研究确定了 14 种有效生物碱，使用通路富集发现平贝母可调节大量炎症相关通路；景奉堂使用指纹图谱确定了连翘的有效化合物，然后使用网络药理学分析了化合物特征，确定了连翘的 16 个靶点和 17 条通路。

（二）中药药对

中医理论强调药物配合使用以加强针对某一病证的疗效，有研究基于真实世界数据分析高血压合并冠心病的中药处方规律，为评价其中各个药对的有效性，将网络药理学与机器学习相结合，首先建立生物网络，利用网络节点间的相互作用信息，建立药对有效性的量化数据，并提出基于机器学习模型的有效配对药物筛选算法，以获得有效药对；在通路层面进行药对机制分析，发现药对可以发挥以控制炎性反应和调节能量代谢为核心的多层次生物调控作用。白雅雯使用网络药理学分析金银花-连翘药对治疗 IgA 肾病的机制，在建立蛋白-蛋白相互作用网络后，确定核心靶点，使用通路富集发现其起效机制与抑制炎症信号通路相关。

（三）中药复方

中药复方是中医药常见的治疗方法之一。中药复方包括古代医籍中的经典名方与基于学术流派和医家经验的方剂。这些方剂经过临床实践验证，具有复杂的调节机制。为了分析这些复杂的调节机制，许多研究者运用网络药理学进行探索和验证。黄芩汤为"万世治痢之祖剂"，同时，现代医学研究发现，黄芩汤可增强索拉菲尼、卡培他滨的抗癌效果，杨思慧为验证其与卡铂连用针对子宫内膜癌化疗后的增效减毒效果，对黄芩汤针对子宫内膜癌化疗后不良反应的调节机制进行了研究，该研究使用网络药理学预测了黄芩汤针对卡铂不良反应的靶点，同时进行了动物实验验证。唐卫荷使用网络药理学研究顾步汤治疗糖尿病足的机制，发现顾步汤含有丰富的有效化合物和靶点，可针对多条通路起效，主要机制为抑制氧化应激和炎症反应。

三、网络药理学的研究方法

随着网络数据库的建设，近年来可供研究使用的数据库不断得到优化和升级，这极大地推动了网络药理学研究方法的创新。网络药理学的主流研究方法是构建中药复杂化学成分库，通过将中药中的多种成分的潜在分子靶点和与疾病相关的靶点映射到生物分子网络上，建立药效成分与疾病之间的关联机制，解释中药的复杂作用模式。

（一）中药生物信息数据库

中药成分是进行网络药理学分析的起点，中药成分的纳入范围和准确性直接影响后续分析的正确性。

在网络药理学分析中，我们需要尽可能地获取中药的化学成分及其作用靶点的信息。首先，需要对这些化学成分进行吸收、分布、代谢、排泄和毒性（absorption，distribution，metabolism，excretion，toxicity，ADMET）筛选，以确定中药中的有效活性成分。数据库中的基础数据包括复方、中药、成分及靶点，而各种成分和靶点的证据主要来源于文献和已经确认的实验证据。

不同数据库提供的信息可能因来源不同而存在一定差异，各自具有一些优点和缺点。因此，通常可以通过多个数据库的联合使用来提高检索结果的质量。这样可以获得更全面和可靠的中药成分及其作用靶点信息，从而为网络药理学的分析提供更准确的基础。

常用的中药化合物信息数据库有中药系统药理学数据库及分析平台（Traditional Chinese Medicine Systems Pharmacology Database and Analysis Platform，TCMSP）、中医药整合药理学研究平台（Integrative Pharmacology-based Research Platform of Traditional Chinese Medicine，TCMIP）、中药分子机制生物信息学分析工具（Bioinformatics Analysis Tool for Molecular mechANism of Traditional Chinese Medicine，BATMAN-TCM）、台湾中医药数据库（TCM Database@Taiwan）、中医药信息数据库（Traditional Chinese Medicine Information Database，TCM-ID）、有机小分子生物活性数据（PubChem 数据库）、中医药百科全书数据库（Encyclopedia of Traditional Chinese Medicine，ETCM 数据库）、SymMap 数据库（Symptom Mapping）、药物基因组学知识库（Pharmacogenomics Knowledge Base，PharmGKB）、TTD 数据库、基于转录组的多尺度网络药理平台（Transcriptome-based multi-scale network pharmacology platform，TMNP）等。表 7-1 列举了常用网络药理学数据库的特点及参考网址。

表 7-1 常用网络药理学数据库的特点及参考网址

名称	特点	参考网址
TCMSP	最常用的数据库，提供所有化合物的 ADME 数据和潜在活性分子的靶点及其疾病信息	https://old.tcmsp-e.com/tcmsp.php
TCMIP	提供药物相关归经、性味和疾病靶点等信息，支持多类型中药信息挖掘、检索	http://www.tcmip.cn/TCMIP/index.php/Home/Login/login.html
BATMAN-TCM	可进行靶点功能分析，支持多个中药、方剂、化合物列表进行比较或组合分析	http://bionet.ncpsb.org/batman-tcm/
TCM Database@Taiwan	目前全世界最大的提供下载虚拟筛选的中医药小分子数据库，下载格式可直接用于分子对接研究	http://tcm.cmu.edu.tw/
TCM-ID	检索中药处方成分，并与疾病组学信息链接	https://bidd.group/TCMID/
PubChem 数据库	目前最大的免费化学信息数据库	https://pubchem.ncbi.nlm.nih.gov/
ETCM 数据库	可查询药物质控标准等信息	http://www.tcmip.cn/ETCM/index.php/Home/Index/
SymMap 数据库	能提供大量有关中药、成分、中医症状、靶点和疾病的描述性信息，建立对应关系网络	http://www.symmap.org
PharmGKB	收集药物基因组相关的基因型和表型信息最全的数据库	https://www.pharmgkb.org/
TTD 数据库	药物靶点发现和新药开发领域具有国际影响力的数据平台	http://db.idrblab.net/ttd/
TMNP	以转录组数据为核心的中药多尺度分析平台	http://www.bcxnfz.top/TMNP/

1. TCMSP　TCMSP 是融合了药物化学、药物动力学、药物-靶点-疾病网络的药理学平台。该数据库整合了疗效靶点数据库（Therapeutic Target Database，TTD）、药物遗传学和药物基因组学知识库（Pharmacogenetics and Pharmacogenomics Knowledge Base，PharmGKB）及 PubChem 数据库的相关信息，包括化学成分、靶点和药物靶点网络。该网站收集了《中华人民共和国药典》（2010 年版）中的 499 味植物药、29000 余个化学成分、3311 个靶点及 837 种相关疾病。该数据库最大的特点是针对每个化合物提供了较全面的人体 ADME 评价数据，涉及口服生物利用度、

药物相似度、肠上皮细胞通透性、血脑屏障、水溶性等天然化合物的药物动力学特性，同时提供了潜在活性分子的靶点及其疾病信息。

2. TCMIP　TCMIP v2.0 在 TCMIP v1.0 基础上进行升级优化。该数据库是以 ETCM 为数据资源，包含"中药材数据库""中药方剂数据库""中药成分数据库""中药靶点数据库""疾病相关分子库"等五大数据库资源包。目前，数据库可支持 402 味中药、3959 个方剂和 7284 个中药成分的分析研究，详细记录了中药的性味归经、涉及靶点和疾病、成分及成分对应的靶点等信息，同时可将化合物信息链接至 PubChem 数据库和化合物数据采集（ChEMBL）数据库。在此基础上，该数据库采用人工智能、数据挖掘、网络计算及可视化等方法和技术，形成七大整合药理学分析模块，实现了"疾病相关分子集及其功能挖掘""证候相关分子挖掘及功能分析""中药（含方剂）靶点预测及功能分析""中药药性相关分子挖掘及功能分析""组方用药规律分析""中医药关联网络挖掘""反向查找中药（含方剂）"等研究功能。

3. BATMAN-TCM　BATMAN-TCM 是第一个专门为研究中药分子机制而设计的在线生物信息学分析工具。该数据库基于中医药整合数据库（Traditional Chinese Medicine Integrative Database，TCMID）中的方剂-中药-成分关联数据，已知的药物、成分靶点来自 DrugBank、京都基因与基因组百科全书（Kyoto Encyclopedia of Genes and Genomes，KEGG）和 TTD 数据库，用户可以通过提交中药的拼音名称、英文名称或拉丁文名称，来获得每味中药的化学成分及成分的潜在靶点，并可以获得对这些靶点的功能分析结果，包括基因本体（gene ontology，GO）、KEGG 通路及在线孟德尔人类遗传数据库（Online Mendelian Inheritance in Man，OMIM）/TTD 疾病富集分析结果。

该数据库作为首个用于中药研究的生物信息学分析工具，首次发布于 2016 年，支持用户同时输入多个方剂、中药、化合物进行列表比较或组合分析，在 2023 年更新 2.0 版本后，支持数据库化合物-靶点相互作用（TCM ingredient-target protein interaction，TTI）的查询与预测，包含 17068 个已知 TTI（增加 62.3 倍）和 2319272 个高置信度预测 TTI（增加 3.23 倍），中药处方已达 54832 个（增加 16.9%），包含中药 8404 味（增加 3%）、有效成分 39171 个（增加 215.9%）。数据库可以用于探索中药成分的靶点，进行药理学研究，同时可开展中药成分与目标蛋白结合的药物发现，有助于研究者从分子和系统水平分析该药物组合，更加符合中医复方的解读规律。

4. TCM Database@Taiwan　TCM Database@Taiwan 是目前世界上最大的非商业中药小分子数据库，也是全世界最大的提供下载虚拟筛选的中药小分子数据库。

数据库提供来自 352 味中药的 37170 个成分的三维结构,以便用户开展分子对接研究。数据库中每个纯化合物的 cdx 格式(2D)和 Tripos mol2 格式(3D)可供下载和虚拟筛选。中药成分的二维和三维结构由 ChemBio Office 2008 构建,并利用 ChemBio Office 计算了其理化性质,包括脂水分配系数和极性表面积。同时,该数据库提供每种成分的原始研究文章,并支持用户上传个人相关研究资源,以支撑数据库持续提升。

5. TCM-ID　TCM-ID 包括 6 个数据领域,即复方、中药、组分、靶点、药物和疾病。数据库信息是通过文献挖掘和引用其他数据库信息汇集而来。TCM-ID 于 2005 年首次推出,由新加坡国立大学药学系生物信息学与药物设计小组维护,包含 7443 个中药处方、1400 味常用中药、5669 个药物成分及其中 3725 个成分的 3D 结构,可用于中药及其治疗的疾病、有效成分及其靶点之间的整合关系研究。数据库通过将组分数据库(如 PubChem、ChEMBL 和 NPASS 等数据库)与疾病组学数据相连接的方式将药物组分信息与疾病建立联系。

6. PubChem 数据库　PubChem 数据库是世界上最大的可免费访问的化学信息集合。该数据库由美国国立卫生研究院(National Institutes of Health,NIH)管理的美国国家医学图书馆下属国家生物技术信息中心(National Center for Biotechnology Information,NCBI)开发,于 2004 年 9 月启动,旨在促进小分子数据资源的公共利用。在该数据库中,可按名称、分子式、结构和其他标识符搜索化学品,可查询化学和物理特性、生物活性、安全性、毒性、专利、文献引用等信息,提供 PDF 下载。

PubChem 数据库包括 3 个子数据库:①PubChem BioAssay 库,用于存储生化试验数据,试验数据主要来自高通量筛选试验和科技文献;②PubChem Compound 库,用于存储整理后的化合物化学结构信息;③PubChem Substance 库,用于存储机构和个人上传的化合物原始数据。

7. ETCM 数据库　ETCM 数据库包括有关常用中药、中药复方及其成分的全面和标准化的信息。数据库在 2020 年更新后汇集了 2079 味中药、48442 个中药复方、9872 个中药化学成分和 8045 种相关疾病的信息。为了促进中药的功能和机制研究,ETCM 数据库内包含标准化的临床数据,标记了中药成分的理化特性、化学特性、ADME 特性和毒性终点,并提供了中药产地、性味、归经、适应证、成分、质量控制标准等新信息。ETCM 数据库还开发了系统分析功能,允许用户分析中药成分与其靶点之间的结合活性,探索中药、方剂、成分、基因靶点及相关途径或疾病之间的关系,并建立网络。ETCM 可免费用于学术,可以方便地导出数据。

8. SymMap 数据库　SymMap 数据库于 2018 年 8 月发表于《核酸研究》杂志

（*Nucleic Acids Research*），已更新至 v2 版本，是一个中医药证候关联数据库，包含了 698 味在中国药典中注册的中药、25975 个成分，以及 2518 个中医使用的相应症状，并将中医症状精确连接到现代医学中使用的 1148 个症状术语。SymMap 数据库通过症状-疾病关联或成分-靶点关系收集了这些中药的相关靶点（基因）和疾病，共包含了 20965 个靶点和 14086 种疾病。通过上述方式，SymMap 数据库将中国传统医学与现代医学从表型到分子层面加以关联，形成"中药-中医证候-现代医学症状-成分-靶点-疾病关联网络"。

9. PharmGKB　PharmGKB 是 NIH 资助的一个收集、指导和传播关于临床可操作基因-药物关联和基因型-表型关系知识的知识库。由美国斯坦福大学牵头的研究团队在对搜集到的关于基因组、分子、细胞表型及临床的数据进行分析和组织后，将基因和药物的关系分为两个大的范畴：①表型，包括临床结局（clinical outcome，CO）、药效动力学（pharmacodynamics，PD）和药物反应、药代动力学（pharmacokinetics，PK）；②基因型（genotype，GN），包括提供人类遗传变异如何影响药物反应的信息，形成药物基因组学信息的中央知识库，内含药物剂量指南、药物标签注释、以药物为中心的途径、反应药物基因的摘要，以及基因、药物和疾病之间的关系。

10. TTD 数据库　TTD 数据库提供目前已知或者处于探索阶段、具有治疗价值的蛋白或核酸靶点的相关信息，包括靶点相关疾病信息、介导的生物学通路信息及作用于靶点的药物信息。数据库记载的全部数据均有参考文献。TTD 数据库提出了一套基于"药、靶、病"三者关联的药物靶点确定策略。运用这一策略，TTD 数据库严格确证了所有美国 FDA 已批准的药物和临床试验的药物的主要疗效药物靶点，严格区分了无疗效药物靶点和有疗效药物靶点的概念。基于严格确定的有疗效药物靶点信息，TTD 数据库还发展了一系列辅助药物靶点发现的新功能，包括药物靶点差异表达分析和突变识别、药物靶点调节因子发现和信号通路分析、药物靶点的相似性搜索等。严格确定的药物靶点数据与构建的新型药物靶点发现工具之间相辅相成，互为依托，为当前的药物靶点发现研究打下了坚实的数据和工具基础。

11. TMNP　TMNP 以转录组学数据为核心，建立了不同中药在不同生物层次上效应评价体系，用于探索中药的整体效应。TMNP 包含两个核心模块：①针对多个尺度（包括靶基因、GO、KEGG 通路、病理过程）的生物特征；②基于转录谱和多尺度基因特征之间的多尺度关联分析算法。TMNP 可以将中药作为一个整体，利用中药诱导的转录谱来刻画中药的生物活性，为研究中药与人体的多尺度联系提供有效途径。与"中药-化合物-靶点"的方法相比，TMNP 使用基因表达谱来避免中药化学特征的复杂性。除了功能模块的通用基因特征（GO 和 KEGG 通路），

TMNP 还包含靶点基因、病理过程和疾病生物特征，并且 TMNP 的输入基因数量不受限制，允许不同类型的输入。

（二）疾病基因数据库

利用疾病基因数据库筛选疾病相关基因是构建药物-疾病网络的另一个重要环节。目前常用的疾病基因数据库包括在线孟德尔人类遗传数据库（Online Mendelian Inheritance in Man，OMIM）、DisGeNET 数据库（Disease Gene Network）、GeneCards 数据库、人类疾病数据库（MalaCards 数据库）、DrugBank 数据库、中医证候本体及多维定量关联计算平台（Syndrome Ontology-based Framework for Disease-Syndrome-Formula Association，SoFDA）等。表 7-2 列举了常见疾病数据库的特点及参考网址。

表 7-2 常见疾病基因数据库的特点及参考网址

名称	特点	参考网址
OMIM	全面权威的人类基因数据库	https://omim.org/
DisGeNET 数据库	综合性 GDA 数据库	https://www.disgenet.org/
GeneCards 数据库	人类基因综合数据库，可提供多组疾病信息数据	http://www.genecards.org
MalaCards 数据库	以疾病卡形式展示相关信息	http://www.malacards.org
DrugBank 数据库	支持复杂检索，配合可视化软件使用，结果呈现更丰富	https://go.drugbank.com/
SoFDA	中医证候、症状、中药关联数据库	http://www.tcmip.cn/Syndrome/front/#/

1. OMIM　OMIM 提供所有已知遗传性疾病的遗传成分和相关基因的信息，它是一个全面权威的人类基因、遗传表型及它们之间的关系的数据库。OMIM 包含超过 15000 个已知的单基因遗传病相关的基因。OMIM 的信息来自公开发表的生物医学文献，数据库每天更新。

2. DisGeNET 数据库　DisGeNET 数据库是一个集成疾病相关基因与变异信息的数据库，整合了来自各种存储库（包括比较毒理基因组学数据库、Uniprot 数据库等）的基因-疾病关系（gene-disease association，GDA）和变异-疾病关系（variant-disease association，VDA）的信息。

DisGeNET 数据库给每个 GDA 多个评分。可靠性分（confidence score）由 GDA 在所有数据源中重复出现次数的多少决定，反映该 GDA 的可靠性；疾病特异性指数（disease specificity index，DSI）与该基因相关的疾病数量成反比；而疾病多效性指数（disease pleiotropy index，DPI）与该基因相关的不同疾病类别的数量成反比。高 DSI 的 GDA 表明该基因对该疾病更为特异，低 DPI 的 GDA 意味着该基因对该疾病所属的疾病类别更为特异。

当前 v7.0 版本的 DisGeNET 数据库包含 1134942 个 GDA（涉及 21671 个基因和 30170 种疾病）和 369554 个 VDA（包含 194515 个基因突变和 14155 种疾病）。

3. GeneCards 数据库　GeneCards 数据库是一个可搜索的人类基因综合数据库，它自动整合约 125 个来源于网络的基因数据库，2024 年 1 月 24 日的 v5.19 版本已包含 21617 种蛋白编码基因和 291142 种非编码基因，可提供简明的基因组、蛋白质组，以及转录、遗传和功能上所有已知和预测的人类基因。GeneCards 数据库中的信息包括基因-疾病关系、基因突变和多态性、基因表达与功能、蛋白-蛋白相互作用、药物，以及用于研究的相关试剂和工具等（重组蛋白、克隆、表达分析和 RNAi 试剂等）。在进行基因检索时，GeneCards 数据库不仅提供此基因的基本功能信息，还包含此基因的 GO 和临床疾病表型的注释。

4. MalaCards 数据库　MalaCards 数据库是人类疾病及其注释的综合汇编，包含源自 75 个数据库的 22811 种疾病实体信息，可进行罕见病、遗传疾病、复杂疾病等在内的专门疾病和一般疾病查询。对于每一种疾病，数据库都会显示一张带有关于该疾病的各种注释信息的网页卡，如疾病分类、疾病概况、相关联的疾病、相关基因、治疗药物和出版物。网页卡的"基因"部分提供了与该疾病相关的基因列表。MalaCards 数据库给每个 GDA 分配一个优先分，它是这对关系在八个数据库（OMIM、ClinVar、Orphanet、SwissProt 的 Humsavar、GeneTests、DISEASES、Novoseek 和 GeneCards）得分的加权和。对于每一种疾病，MalaCards 数据库定义了一组"精英"（Elite）基因，这些基因与这种疾病的关系来自人工注释和可靠资源。

5. DrugBank 数据库　DrugBank 数据库是阿尔伯塔大学提供的一个生物信息学和化学信息学数据库，是一种独特的生物信息学和化学信息学资源，它将详细的药物数据和全面的药物目标信息结合起来。该数据库目前的 v5.1.11 版本包含 16575 个药物条目，其中包括 2805 种经批准的小分子药物、1569 种经批准的生物技术（蛋白质/肽）药物、135 种营养品和 6723 种实验药物。此外，3758 个非冗余蛋白（即药物靶点/酶/转运体/载体）序列与这些药物条目相关联。每个 DrugCard 条目包含 200 多个数据字段，其中一半用于药物、化学数据，另一半用于药物靶点或蛋白质数据。DrugBank 数据库的最大特色是它支持全面而复杂的搜索，结合 DrugBank 可视化软件，这些工具能让科学家们非常容易地检索到新的药物靶点，比较药物结构，研究药物机制及探索新型药物。

6. SoFDA　SoFDA 结合了多个来源的数据，并提供了关于常用中医证候、疾病和中药处方的全面信息。中医证候部分包含 319 个中医证候和相关的 1610 个中医症状。中医相关专家人工整理了中医症状和现代医学症状之间的对应关系，以及 3955 个症状相关基因，共确定了 2650 个中医证候-症状关联、2486 个中医症状-现代医学症状关联、139493 个中医症状-基因直接关联，以及 141036 个中医证候-基因间接关联。疾病部分共记录了 8045 种疾病、8937 个现代医学症状和 10273 个相关基因，其中包括 1689384 个疾病-基因关联、805922 个疾病-现代医学症状关联和 666074 个现代医学症状-基因关联。

（三）功能注释数据库

在检索药物成分和疾病靶点之后，研究者需要借助共有分析工具对共有靶点进行生物信息和药理机制的分析。常用的功能注释数据库有两类，一类是对基因或蛋白进行生物学功能注释，常用的数据库资源有 GO、KEGG、疾病本体论（Disease Ontology，DO）、Reactome Pathway 数据库、MsigDB 数据库（Molecular Signatures Database）、Wiki Pathways 数据库等；另一类是对蛋白-蛋白相互作用网络进行注释与预测，常用的工具有 STRING 数据库、GeneMANIA 数据库、MINT 数据库（Molecular INTeraction Database）等。

功能富集分析是网络药理学中分析靶点网络生物学功能的基本方法。常用的工具主要有在线工具和基于 R 语言的工具。在线工具有 Metascape（https://metascape.org/）、Enrichr（https://maayanlab.cloud/Enrichr/）、GOEAST（Gene Ontology Enrichment Analysis Software Toolkit，http://omicslab.genetics.ac.cn/GOEAST/index.php）等，基于 R 语言的工具以 clusterProfiler 为代表。

GO 和 KEGG 功能注释是最常用的生物信息学方法，目前多数网站或分析网站均支持该分析功能，建议结合生物信息课程进行学习，本部分不再赘述，仅介绍部分蛋白-蛋白相互作用网络的在线注释数据库。表 7-3 列举了常用功能数据库的特点及参考网址。

表 7-3　常用功能数据库的特点及参考网址

名称	特点	参考网址
STRING 数据库	覆盖物种多，相互作用分析能力强大，最常用相互作用分析数据库	https://string-db.org/
GeneMANIA 数据库	可用于蛋白复合物研究或基因靶点预测	https://genemania.org/
MINT 数据库	可提供有关动力学参数等信息	https://mint.bio.uniroma2.it/

1. STRING 数据库　STRING 数据库是一个在线检索已知的蛋白-蛋白相互作用关系的数据库，覆盖物种最多，可提供较全面的相互作用信息。该网站可根据蛋白质名称或序列信息进行检索，可进行单个蛋白质检索，并构建调控网络，也可对单个蛋白质进行分析以构建相互作用网络，适用于挖掘蛋白质之间的相互作用关系。在输出结果界面，STRING 数据库可根据相互作用给予分值及具体情况，网站支持根据研究需要选定作用类型。同时，在该网站的 Analysis 页面，可直接对相互作用中涉及的靶点进行 GO 和 KEGG 分析。

2. GeneMANIA 数据库　GeneMANIA 数据库具有非常强大的功能关联数据集查找功能，目前包含九种生物信息数据，可检索与目标基因相关的其他基因，包括蛋白质和遗传相互作用、蛋白质相关途径、蛋白质共表达、蛋白质共定位，以及蛋白质结构域相似性。如果检索目标是一个蛋白质复合体，GeneMANIA 数据库将呈现该蛋白质复合体的更多潜在成员。若给定一个查询基因列表，GeneMANIA 数据库可使用大量的基因组学和蛋白质组学数据发现功能相似的基因，在这种模式下，它可根据查询的预测值对每个功能基因组数据集进行加权。此外，GeneMANIA 数据库还具有强大的基因预测功能，即给定一个查询基因，GeneMANIA 数据库会根据基因及与该基因的相互作用，找到可能与它共享功能的基因。

3. MINT 数据库　MINT 数据库是一个蛋白-蛋白相互作用的数据库，该数据库中的蛋白-蛋白相互作用都是由专家审核过的，有试验证据支持。目前，MINT 数据库包含 4568 种相互作用，其中，782 种是间接或遗传相互作用。MINT 数据库旨在详尽地描述相互作用，同时提供有关动力学、结合常数及参与相互作用的域的信息。

（四）中药-成分-疾病-靶点网络模型的构建

网络构建是将药物、疾病和靶点描述为节点，将药物与靶点、疾病与靶点之间的关系描述为边，这些节点和边构成了多层次的复杂异构网络。

随着研究的不断深入，中药涉及的靶点越来越多，网络结构也变得更加复杂，各个节点之间的关系形式多样。为了突出核心作用关系或重点通路等信息，研究者需要借助可视化软件对数据进行分析和再加工处理，以图形化的方式呈现网络结构，使复杂的数据更加直观和易于理解，有助于研究者发现潜在的关联模式、重要节点和关键通路。

目前，最常用的可视化软件有 Cytoscape、igraph、networkD3、visNetwork、GGNetwork、NetworkX，以 Cytoscape 为首选。Cytoscape 集成了布局设计、网络查询、网络可视化、网络链接等功能。该软件可直接与多个数据库进行数据对接，同时支持安装多种插件，利用插件可对靶点网络进行再分析、挖掘，优化研究结果。常用插件有 Bisogent（用于网络构建和可视化）、CytoNCA（用于蛋白-蛋白相互作用网络中心性分析和评估）、ClueGO（用于基因注释）、clusterMaker2（实现众多聚类算法）等。

四、网络药理学的应用

网络药理学广泛应用于药物和中药活性化合物发现、整体作用机制阐释、药物组合和方剂配伍规律解析等方面，为中药处方的临床应用和优化提供科学依据。

（一）网络药理学的中药药理研究

1. 解释中药配伍　中药配伍是中药复方的核心，它遵循君臣佐使的原则。中药复方中的各味药物扮演着不同的角色，相互协同作用，以达到扶正祛邪的目的。解释中药配伍的机制一直是中医药研究中最具挑战性的任务之一，而网络药理学为解释中药配伍提供了一种新的思路。如李梢教授在 2010 年提出了一种基于距离的互信息模型（distance-based mutual information model，DMIM）方法，以中药间的互信息熵和自定义的距离为基础的评分，构建了中药配伍网络。

2. 重新定位复方或中药　中医治疗理论的核心在于整体观和辨证论治，以病机为切入点，可同病异治，也可异病同治。基于复方或中药间的药物靶点、作用机制、分子网络特征的相似性，可以将复方或中药重新定位到新的功效、主治或适应证。如杨洪军教授提出的中药抗新型冠状病毒感染药效预测分析平台（TCMATCOV 平台），此平台量化了复方或中药对新型冠状病毒感染细胞因子相互作用网络的稳定性的"扰动"特征，筛选治疗新型冠状病毒感染的潜在中药方剂。另外，刘昌孝院士于 2011 年首先提出"网络毒理学"的概念，可以通过构建中药的"毒性（副作用）-靶点-药物"相互作用网络，分析和推测中药的毒性和副作用。网络药理学研究打破了原有分子生物学的单一疾病研究模式，其整体性、系统性和重视药物之间相互作用的研究思路与中药特征相吻合，可阐释中医学特性，为拓展药物适应证、解释不良反应提供新的方法。

3. 预测中药潜在作用靶点　通过 TCMSP、SymMap 数据库、ETCM 数据库等中药在线数据库和 FAF-Drugs4 等计算机虚拟筛选技术，建立药物-生物分子网络或疾病/证候-生物分子网络，结合网络拓扑分析等数据挖掘算法，保留重要节点，可以此作为中药的生物作用靶点，并利用生物信息学方法分析其生物过程，此方法可利用全基因组信息，有较高的预测准确度。Liang 等寻找金银花抗炎等作用的靶点，对金银花中的有效化合物进行基于药效团理论的靶点预测，再对靶点进行生物富集分析，确定金银花通过影响凋亡信号调节激酶1（apoptosis signal regulating kinase-1，Ask1）及 c-Jun 氨基端激酶（c-Jun N-terminal kinases，JNKs）参与抗炎过程。

4. 阐明药效物质　网络药理学以经过验证的中药化合物数据库和已发表的文献研究为数据来源，建立基于靶点的药物-基因-疾病/证候网络，并可利用 STITCH 数据库、SEA 数据库（Similarity Ensemble Approach）等基于化合物化学结构性理论的在线分析工具分析中药整体的有效化合物，发现其有效化合物及其协同作用。Hu 等人从公共数据库中获取雷公藤的化合物信息和类风湿关节炎的相关靶点，发现雷公藤的抗炎作用由木犀草素、槲皮素、柚皮素直接产生，由雷公藤内酯醇、雷酚内酯、浙贝素间接产生。

5. 推测药物作用机制　中药的作用机制是针对特异性疾病网络的不平衡状态进行调节，作用于疾病生物分子网络中相互作用的节点，影响其表达或活性。研究者通过建立中药-化合物-靶点-信号通路多层次网络模型，将疾病表型和药物化学性质在药理学和蛋白-蛋白相互作用层面进行整合，推测方剂对多种信号通路的调节作用，全面揭示方剂对疾病分子网络的影响，解释其分子作用机制。Ji 等根据药效团模型，预测桑叶有效化合物的作用靶点，再通过通路富集分析和蛋白-蛋白相互作用筛选，发现桑叶可通过影响 JAK-STAT 等信号通路来对血糖进行调节，并可通过上调 miR-302a 抑制 ERK1/2 通路，从而对抗肾小管上皮间质化；并通过细胞试验进行了验证，确定了桑叶治疗糖尿病肾损害的功能基础。

（二）网络药理学的方证研究

1. 解释组方规律　复杂的疾病涉及多个复杂的病理过程，各个病理过程可能在疾病生物分子网络中组成不同的功能模块，中医君臣佐使的组方规则往往与疾病证候相结合，讨论各个中药分子网络模块与疾病分子网络模块的密切程度，可从分子角度讨论目标方剂配伍规律的合理性，凝练出协同或拮抗组合，可在用于处方精简的同时，用于新药对的开发。Yang 等在研究连夏宁心汤治疗冠心病的分子机制时，从 STRING 数据库中获取冠心病的生物分子网络，并建立连夏宁心汤-化合物-靶点-症状网络，确定各药物的分子作用，明确连夏宁心汤的配伍疗效。

2. 挖掘筛选有效中医处方　在临床实践中，患者往往同时存在不同的病证，而中医理论强调根据患者的个体情况进行用药，这导致组方变得烦琐。为了充分反映患者个体和群体的疾病特征，研究者需要基于真实世界数据进行挖掘和分析，而传统的随机对照试验无法完全体现其疗效。同时，传统的组方规律总结通常依赖医生长期的临床经验，而这个过程周期较长，难以适应快速变化且日益复杂的疾病谱。将网络药理学与真实世界数据结合分析，可以快速发现有效处方中隐藏的药物组方配伍信息，并识别其可能调节的疾病阶段。此外，生物信息学分析可以实现初步筛选，为下一步的实验验证和临床应用提供思路，从而加快中药治疗经验的总结和应用。现有多项研究运用复杂网络算法分析真实世界数据，总结疾病的常用药物组方，并结合回顾性队列研究进行结果验证；或联合机器学习模型分析，确定组方疗效，运用网络药理学进行机制预测，从靶点、通路等角度总结真实世界数据分析结果的可靠性。

3. 分析方剂配伍与患者症状的相关性　方剂对疾病的网络调控非常复杂。为了研究中药复方的作用机制和评价疗效，研究者可以利用庞大的中药数据库与生物数据库中的化合物和靶点信息，并应用网络药理学进行信息筛选。这种方法可以从多个角度对中药复方进行疗效评价和预测，并推演其作用机制，因此，已成为一种新兴的研究模式。现有的中药组方研究以药对为基础，建立药物–基因–疾病网络，并探索节点间的关联特征，分析中药间的相互作用规律，讨论其疗效的合理性。临床常将此类简单配伍的药对作为患者处方中的"君"或"臣"，用于调节主要的病证，容易忽视对兼有病证治疗规律的发现和总结。将网络药理学与机器学习结合，在研究中医药的药理基础及其疗效机制方面具有独特的优势，网络药理学可提供一个量化药物与疾病联系程度的框架，应用机器学习对信息进行加权分类，可充分地将其整合，提高验证准确性。Yang 对八个治疗冠心病的中药方剂进行了网络药理学分析，在收集方剂靶点后，设计方剂靶点筛选的机器学习算法，从中药、复方、症状、靶点、信号通路五个层面对方剂的有效性进行了评价，最后使用文献挖掘的方法对结果进行了验证。

五、小结

网络药理学是一种基于大数据的药物研究体系，它整合了中药活性成分、潜在靶点、相关疾病及药代动力学数据，并结合网络拓扑分析，筛选中药的特征信息。通过结合生物信息学方法，网络药理学实现了对中药复方的疗效评价和机制分析，并构建了系统水平上的中药–人体作用网络。这种方法适应了中药复方化合物成分丰富、靶点不明、对疾病的网络调控复杂的特点。同时，随着大数据时代的到来，医疗机构拥有海量的临床数据，这为网络药理学在理论分析和算法开发方面提供了巨大的机遇。恰当运用网络分析算法，并结合科学的验证手段，可以快速而准确地对中医药问题进行分析和总结。

（邬家铭　胡渊龙）

延伸阅读：《网络药理学评价方法指南》

参 考 文 献

[1] 李梢, 王永炎, 季梁, 等. 复杂系统意义下的中医药学及其案例研究[J]. 系统仿真学报, 2002(11): 1429−1431+1442.

[2] 李梢. 中医药计算系统生物学与寒热证候研究[J]. 世界科学技术−中医药现代化, 2007(01): 105−111.

[3] 李梢. 基于生物网络调控的方剂研究模式与实践[J]. 中西医结合学报, 2007(05): 489−493.

[4] HOPKINS A L. Network pharmacology[J/OL]. Nature Biotechnology, 2007, 25(10): 1110−1111.

[5] 李梢. 网络靶标: 中药方剂网络药理学研究的一个切入点[J]. 中国中药杂志, 2011, 36(15): 2017−2020.

[6] LI S. Network Pharmacology Evaluation Method Guidance − Draft[J/OL]. World Journal of Traditional Chinese Medicine, 2021, 7(1): 146,

[7] 牛明, 张斯琴, 张博, 等. 《网络药理学评价方法指南》解读[J]. 中草药, 2021, 52(14): 4119−4129.

[8] 金鑫, 吕经纬, 边学峰, 等. 基于网络药理学和分子对接研究平贝母中生物碱的抗炎作用[J]. 中成药, 2022, 44(02): 647−652.

[9] 景奉堂, 冯帅, 王静, 等. 基于指纹图谱和网络药理学的连翘质量标志物预测分析[J]. 中国药房, 2022, 33(03): 293−298+307.

[10] HUAN J M, LI Y L, ZHANG X, et al. Predicting Coupled Herbs for the Treatment of Hypertension Complicated with Coronary Heart Disease in Real−World Data Based on a Complex Network and Machine Learning[J], Evidence−Based Complementary and Alternative Medicine, 2022, 2022: 8285111.

[11] 白雅雯, 麻春杰. 基于网络药理学探讨金银花−连翘药对干预 IgA 肾病的作用机制[J]. 现代药物与临床, 2022, 37(02): 275−280.

[12] 杨思慧, 周凌, 谢景, 等. 基于网络药理学及分子对接探讨黄芩汤减轻子宫内膜癌化疗不良反应的机制[J]. 中国实验方剂学杂志, 2022, 28(06): 167−174.

[13] 唐卫荷, 刘湘, 张玥, 等. 基于网络药理学和分子对接探讨顾步汤治疗糖尿病足作用机制的研究[J]. 中国中西医结合外科杂志, 2022, 28(01): 106−113.

[14] LI S, ZHANG B, JIANG D, et al. Herb network construction and co−module analysis for uncovering the combination rule of traditional Chinese herbal formulae[J], BMC Bioinformatics, 2010, 11(Suppl 11): S6.

[15] 郭非非, 张雨绮, 唐仕欢, 等. 中药抗 COVID−19 药效预测分析平台构建及常用中药潜在作用分析[J]. 中国中药杂志, 2020, 45(10): 2257−2264,

[16] 范骁辉, 赵筱萍, 金烨成, 等. 论建立网络毒理学及中药网络毒理学研究思路[J]. 中国中药杂志, 2011, 36(21): 2920−2922.

[17] LIANG J, WANG M, OLOUNFEH K M, et al. Network pharmacology−based identifcation of potential targets of the flower of Trollius chinensis Bunge acting on anti−inflammatory effectss[J]. Scientific reports, 2019, 9(1): 1−10.

[18] HU W, FU W J, WEI X, et al. A Network Pharmacology Study on the Active Ingredients and Potential Targets of Tripterygium wilfordii Hook for Treatment of Rheumatoid Arthritis. [J]. Evidence−based complementary and alternative medicine, 2019, 2019: 5276865.

[19] JI T, SU S, ZHU Y, et al. The mechanism of mulberry leaves against renal tubular interstitial fibrosis through ERK1/2 signaling pathway was predicted by network pharmacology and validated in human tubular epithelial cells[J]. Phytotherapy Research, 2019, 33(8): 2044−2055.

[20] SHAO L I, ZHANG B. Traditional Chinese medicine network pharmacology: theory, methodology and application[J]. Chinese journal of natural medicines, 2013, 11(2): 110−120.

[21] YANG Y, YANG K, HAO T, et al. Prediction of molecular mechanisms for LianXia NingXin formula: a network pharmacology study[J]. Frontiers in physiology, 2018, 9: 489.

[22] HUAN J M, SU W G, LI W, et al. Summarizing the effective herbs for the treatment of hypertensive nephropathy by complex network and machine learning[J], Evidence−Based Complementary and Alternative Medicine, 2021, 2021: 5590743.

[23] SHU Z, ZHOU Y, CHANG K, et al. Clinical features and the traditional Chinese medicine therapeutic characteristics of 293 COVID−19 inpatient cases[J]. Frontiers of medicine, 2020, 14(6): 760−775.

[24] FANG H Y, ZENG H W, LIN L M, et al. A network−based method for mechanistic investigation of Shexiang Baoxin Pill's treatment of cardiovascular diseases[J]. Scientific reports, 2017, 7(1): 1−11.

[25] ZHOU W, CHENG X, ZHANG Y. Effect of Liuwei Dihuang decoction, a traditional Chinese medicinal prescription, on the neuroendocrine immunomodulation network[J]. Pharmacology & Therapeutics, 2016, 162: 170−178.

[26] YU G, ZHANG Y, REN W, Et al. Network pharmacology−based identification of key pharmacological pathways of Yin−Huang−Qing−Fei capsule acting on chronic bronchitis[J]. International journal of chronic obstructive pulmonary disease, 2017, 12: 85−94.

[27] YANG Y, YANG K, HAO T, et al. Prediction of molecular mechanisms for LianXia NingXin formula: a network pharmacology study[J]. Frontiers in physiology, 2018, 9: 489.

[28] ZHOU X, CHEN S, LIU B, et al. Development of traditional Chinese medicine clinical data warehouse for medical knowledge discovery and decision support[J]. Artificial Intelligence in medicine, 2010, 48(2−3): 139−152.

[29] WANG N, DU N, PENG Y, et al. Network patterns of herbal combinations in traditional Chinese clinical prescriptions[J]. Frontiers in pharmacology, 2021, 11: 2367.

[30] QIU T, WU D, YANG L L, et al. Exploring the mechanism of flavonoids through systematic bioinformatics analysis[J]. Frontiers in pharmacology, 2018: 918.

[31] CHEN Z, WANG X, LI Y, et al. Comparative network pharmacology analysis of classical TCM prescriptions for chronic liver disease[J]. Frontiers in Pharmacology, 2019, 10: 1353.

[32] LI P, CHEN J, ZHANG W, et al. Network pharmacology based investigation of the effects of herbal ingredients on the immune dysfunction in heart disease[J]. Pharmacological Research, 2019, 141: 104−113.

[33] XU L, ZHANG Y, ZHANG P, et al. Integrated metabolomics and network pharmacology strategy−driven active traditional chinese medicine ingredients discovery for the alleviation of cisplatin nephrotoxicity[J]. Chemical Research in Toxicology, 2019, 32(12): 2411−2421.

[34] ZHAO J, LV C, WU Q, et al. Computational systems pharmacology reveals an antiplatelet and neuroprotective mechanism of Deng−Zhan−Xi−Xin injection in the treatment of ischemic stroke[J]. Pharmacological Research, 2019, 147: 104365.

[35] GAO J, ZHANG K, WANG Y, et al. A machine learning−driven study indicates emodin improves cardiac hypertrophy by modulation of mitochondrial SIRT3 signaling[J]. Pharmacological Research, 2020, 155: 104739.

[36] GUO R, LUO X, LIU J, et al. Omics strategies decipher therapeutic discoveries of traditional Chinese medicine against different diseases at multiple layers molecular−level[J]. Pharmacological Research, 2020, 152: 104627.

[37] LI W, MAO X, WU H, et al. Deciphering the chemical profile and pharmacological mechanisms of Baihu−Guizhi decoction using ultra−fast liquid chromatography− quadrupole−time−of−flight tandem mass spectrometry coupled with network pharmacology−based investigation[J]. Phytomedicine, 2020, 67: 153156.

[38] GUNEY E, MENCHE J, VIDAL M, et al, Network−based in silico drug efficacy screening[J], Nature communications, 2016, 7(1): 1−13.

[39] CHENG F, DESAI R J, HANDY D E, et al. Network−based approach to prediction and population−based validation of in silico drug repurposing[J]. Nature communications, 2018, 9(1): 1−12.

[40] CHENG F, KOVÁCS I A, BARABÁSI A L. Network−based prediction of drug combinations [J]. Nature communications, 2019, 10(1): 1−11.

[41] YANG J, TIAN S, ZHAO J, et al. Exploring the mechanism of TCM formulae in the treatment of different types of coronary heart disease by network pharmacology and machining learning[J]. Pharmacological research, 2020, 159: 105034.

第八章

系统综述和 Meta 分析

一、系统综述概述

循证医学强调利用最佳研究证据进行临床和医疗卫生决策,这就要求研究者对大量已经发表的临床疗效评价研究证据进行综合分析,而开展这项工作的主要方法之一就是系统综述(systematic review)。系统综述是指对特定领域的研究文献、理论和方法进行全面概述和分析的一种学术文献形式。目前,系统综述的结果被认为是临床诊治决策和医疗卫生政策的可靠证据,其中,随机对照试验的系统综述被认为是评价干预措施效果的金标准。系统综述的目的是帮助读者了解某一领域的研究现状和主要问题,为其提供全面、系统的信息,以便开展相关研究工作。本章主要就系统综述的定义、制订步骤、质量评价、报告规范,以及常用的荟萃分析(meta-analysis,又称 Meta 分析)方法进行介绍。

(一)系统综述定义

系统综述指针对某一具体的临床问题,通过全面收集所有相关的研究,应用一定的标准化方法逐个进行严格评价和分析,筛选出符合质量标准的文献,通过定性或定量研究,得出综合结论。由此可见,系统综述是一种在原始研究的基础上进行的二次研究。有的系统综述运用了统计学定量分析方法——Meta 分析来整合原始研究的结果,过去也把使用这种统计学方法的系统综述称作 Meta 分析。随着新的临床研究结果的出现,系统综述还可及时吸纳最新研究成果而不断进行更新。

(二)循证医学与系统综述

有人认为系统综述等同于循证医学,这是不正确的。循证医学是遵循以证据指导医疗决策和治疗选择的医学实践方法,强调系统地收集、评价和整合最佳研究证据,帮助进行临床和医疗卫生决策,以提高医疗质量和患者治疗效果。系统综述是循证医学研究工作的基础,按照规范的步骤可得出循证医学所需的证据,是一种系统性地整合和分析临床研究证据的方法,是为循证医学提供证据的一种工具,是鉴定并获取证据的最佳方式。目前，循证医学证据有很多种获取方法，除了系统综述外，还有其他研究类型。

（三）科克伦（Cochrane）系统综述

Cochrane 系统综述（Cochrane systematic review，CSR）是由科克伦协作网（Cochrane Collaboration，Cochrane 协作网）成员按照特定疾病的类型和疗法，收集可获得的、质量可靠的随机对照试验数据，通过定量的 Meta 分析得出简明扼要的综合结论系统综述。Cochrane 协作网是一个国际性非营利组织，通过制作、保存、传播和更新系统综述来提高医疗保健干预措施的效果，其目的在于提供系统化评论文献，以协助医务人员做出更好的医疗决策。与普通的系统综述相比，Cochrane 系统综述以其高度的科学严谨性和严格的方法学著称。Cochrane 系统综述需要在《Cochrane 干预措施系统综述手册》（*Cochrane Handbook for Systematic Reviews of Interventions*）的指导下进行，其检索策略更加系统、全面，质量控制措施更加严格，并采用统一的系统综述软件（RevMan 软件）制作，经过专业评价小组的同行评审和编辑，最终完成修改及发表。由于其高质量性和权威性，Cochrane 系统综述经常被视为循证医学领域中最可信赖的证据之一，对于制定临床指南、医疗政策和推动医学研究具有重要的影响力。Cochrane 系统综述已被 SCI 收录，*Cochrane Database of Systematic Reviews* 杂志的最新影响因子达 12.008。Cochrane 图书馆（Cochrane Library）是国际 Cochrane 协作网的主要产品，1996 年由英国牛津 Update Software 公司以光盘的形式正式出版发行，光盘内容每季更新，更新后的光盘内容覆盖之前的内容。循证医学实践的基本过程就是结合临床经验与最佳证据对患者进行处理。这个过程包括提出问题、检索证据、评价证据、结合临床经验与最佳证据对患者进行处理、效果评价等五个步骤。Cochrane 图书馆是获取高质量证据的重要来源之一，研究者可通过光盘和因特网对 Cochrane 图书馆进行检索。

Cochrane 系统综述资料库（Cochrane Database of Systematic Reviews，CDSR）是 Cochrane 图书馆的重要内容，该资料库分为以下两部分。

1. 系统综述全文资料库（completed review） Cochrane 系统综述的全文资料库收集了由 Cochrane 系统综述各专业组（目前）完成的系统综述全文。对已发表的系统综述，综述者根据《Cochrane 审稿人手册》（*Cochrane reviewer's Handbook*）的要求，并根据读者的建议和评价，以及阅读和筛选新的临床研究资料，在规定的时间范围内更新系统综述的内容，包括标题、背景、目的、筛选研究文献的标准、检索策略、评价方法、对研究内容的描述、方法学方面的质量、结果、小结和分析（提供 Cochrane 协作网制作系统综述的专用软件进行 Meta 分析所作的图表，该图表能显示纳入研究的特点及研究结果等内容）、讨论、综述者的结论、致谢、参考文献及综述者的信息（包括联系方式等）。

2. 研究方案（protocols） 研究方案收集了 Cochrane 系统综述各专业组的综述者在协作网注册的研究方案。这些研究方案的制订是为了确保系统综述的全面性、准确性和可靠性，通过查阅这些研究方案，研究人员和决策者可以更好地了解正在进行的系统综述的信息，从而对其结果有更清晰的预期，并了解其对特定医学问题的影响。研究方案须对拟进行的系统综述进行介绍，研究方案至少包括标题、作者及其联系地址、研究背景、研究目的、研究对象选择标准、检索策略和研究方法等。

（四）传统综述与系统综述的区别

虽然传统综述和系统综述都属于文献综述范围，但是两者有显著区别。传统综述（又称文献综述或综述）是针对某一个领域、某一个专业或某一个方向的研究专题搜集资料，通过分析、阅读及整理，提炼出该领域的最新进展，做出综合性介绍和阐述的一种学术论文。传统综述的写作没有固定的格式和写作流程，没有严格的数据统计分析过程，也没有评价纳入研究质量的统一标准，其质量高低受作者专业水平、资料收集广度和纳入文献质量影响，不能定量分析干预措施的总效应量。在大部分情况下，传统综述都是作者首先客观地展示文献的研究结果，再根据自己的主观认识对文献进行综合汇总和解读。传统综述是作者针对某一研究领域，分析和描述前人已经做了哪些工作，进展到什么程度，一般不在其中发表个人见解和建议，只是客观概括地反映事实。传统综述不是材料的简单罗列，而是对亲自阅读和收集的材料加以归纳、总结，并引出重要结论。但传统综述的文献数量和质量没有统一的标准，非常容易产生各种偏倚，且作者的专业水平各异，对于相同主题论文的理解和总结也不尽相同，甚至可能得出截然相反的结论。

而系统综述是运用一些减少偏倚的策略或分析方法，针对某一具体问题的所有研究进行严格地汇总和分析，得到的结论是建立在证据的基础上的。相对于传统综述，其结论比较全面客观，结果具有可重复性。两者具体的区别可见表 8-1。

表 8-1 传统综述与系统综述的区别

特征	传统综述	系统综述
研究问题	涉及范围较广，常见对某个没有假设的主题进行讨论	具体临床问题
文献来源	不全面，选择性较强	由具体检索策略指导，系统全面检索

续表

特征	传统综述	系统综述
文献筛选	研究者主观选择	有统一的标准
检索方法	常未说明	有明确检索方法
研究目的	为下一步研究进行文献总结	针对研究问题进行全面总结，评价某干预措施
文献质量	不进行评价	有严格的评价方法
数据综合	定性研究	定性研究与定量研究综合
结论推断	研究者观点	大多由研究证据引出

（五）系统综述与 Meta 分析的异同

Meta 分析是心理学家 Glass 在 1976 年首次提出的统计学方法。20 世纪 70 年代末，随着医学研究者开始吸收社会与行为科学的某些内容，Meta 分析被引入医学领域，并日益受到重视。狭义 Meta 分析是将系统综述中的多个结果不同的同类研究合并为一个量化指标的统计学方法，实质上就是将相同研究目标的多个研究结果汇总，并分析评价其合并效应量的一系列过程，即通过综合多个研究结果而提供一个量化的平均效果或联系来回答问题。广义 Meta 分析是运用定量统计学方法汇总多个研究结果的系统综述（定量系统综述）。

系统综述重视的是应用明确的方法严格评价相关研究，从中提取数据，并采用合适的统计学方法合并数据，得出综合性结论。其作用是为某一具体临床问题提供证据，在这个过程中，研究者可以使用 Meta 分析，也可以不使用。Meta 分析的本质是一种统计方法，因研究设计不同而产生的不同种类。系统综述并非一定要进行 Meta 分析，是否进行 Meta 分析要看被纳入的研究是否具有足够的相似性。对多个研究进行 Meta 分析的系统综述被称为定量系统综述，没有进行 Meta 分析而仅进行描述性分析的系统综述被称为定性系统综述。两者的关系如图 8-1 所示。

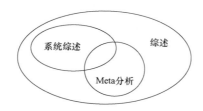

图 8-1　系统综述与 Meta 分析的关系

二、系统综述的制作步骤与方法

系统综述的完成需要按照科学研究的过程来进行,遵照规范系统的报告格式和制作流程,以保证其结论有科学客观的证据支持。Cochrane 系统综述的制作分为了九个步骤:提出问题、撰写计划书、制订检索策略并检索文献、筛选文献、质量评价、提取资料、评估偏倚风险、分析并形成结果、更新。

(一)提出问题

系统综述是以问题为导向的,任何系统综述都是由问题展开的。临床问题的提出一般与临床相关,研究者同时还应考虑其创新性及可行性。创新性是为了避免研究产生不必要的重复,可行性是为了尽量避免在实际操作中出现的困难。因此,一个规范化的问题多以 PICOS 原则确立。

1. 研究对象(patient,P) 即研究的是哪一类患者或现象。研究者首先要使用明确的标准来界定所关注的疾病或健康状况,然后界定患者人群和患病背景。

2. 干预措施(intervention,I) 即研究的干预措施、诊断标准或暴露是什么。研究者应具体说明系统综述所关注的干预措施。

3. 对照措施(comparison,C) 即与干预措施相比较的对照措施、处理策略或暴露是什么。对照组的选择是解释两组治疗效果存在差别的关键。

4. 结局指标(outcome,O) 即干预后得到的结果是什么。系统综述应包括所有重要的结局指标,结局指标不宜过多,结局指标又分为主要结局和次要结局,应该将其总数控制在七个之内。一般主要结局指标不超过三个,最好是一个。主要结局是与评价问题联系最密切、对临床决策最有价值的结果。

5. 研究设计类型(study design,S) 即研究设计是什么。某些研究设计比另外一些研究设计更适合回答某些问题。因此,针对不同临床问题和研究目的,应当选择能回答研究问题的方法学质量最高的研究设计类型,如将对防治性医疗措施的评价纳入随机对照试验,将对诊断方法的评价纳入横断面研究,将对病因或危险因素的评价纳入病例对照研究或队列研究。

在提出问题后,研究题目也就确立了。题目应简明、明确、具体,应包含研究对象、干预类型、研究设计、研究结果的评价或测量内容。

(二)撰写计划书

Cochrane 协作网要求所有的 Cochrane 系统综述者在其申请被批准后,在一定时间段内完成计划书。对准备发表到其他专业杂志上的系统综述而言，撰写计划书可以厘清思路，为完成系统综述做好准备工作，也方便其他专家评议及提出建议。无论是进行何种系统综述，计划书的撰写都很有必要。计划书要详述选题、立题的依据、研究目的、文献纳入标准和排除标准、系统综述等各个步骤的具体实施方案，以及如何避免或减少偏倚因素的影响等。

（三）制订检索策略并检索文献

系统、全面、无偏差地收集与研究问题相关的文献，是系统综述与传统综述的主要区别之一。因此，文献检索要多途径、多渠道、最大限度、尽可能全面。

研究者由研究问题得出一系列的检索词，将检索词进行不同组合，检索相关的数据库，并根据需要分别对发表年限、语种等进行限制。文献检索包括两个阶段。首先，为了避免重复，研究者需要全面系统地检索已发表的相关叙述性综述和系统综述，了解针对研究问题的相关综述是否已经存在，质量如何，是否已经过时。如果现有的系统综述已过时或质量差，则可考虑进行更新或做一个新的系统综述。其次，制订研究策略以检索出初始研究信息，而获取初始研究信息主要有三种方式：一是对数据库和特定期刊目录进行检索；二是个人知识，包括团队成员已有的知识和通过与相关领域专家接触所获得的知识；三是由参考文献入手，追踪溯源，逐步寻找原始文献。

中国国内文献的检索多使用中国生物医学文献服务系统数据库（SinoMed）、中国知识基础设施工程（简称中国知网，China National Knowledge Infrastructure，CNKI）、万方数据知识服务平台（简称万方）、维普数据库（简称维普）、中国循证医学/Cochrane 中心数据库（Chinese Evidence Based Medicine/Cochrane Center Database，CEBM/CCD）等数据库。国外文献检索常用的数据库为 PubMed、国立研究注册（National Research Register，NRR）、Medline、Cochrane 图书馆、PubMed Central、Embase、循证医学评论数据库（Evidence Based Medicine Reviews，EBMR）、英国国家保健服务评价与传播中心数据库（Center for Review and Dissemination Database）、英国国家保健服务体系经济评估数据库（National Health Service Economic Evaluation Database，NHS EED），以及指南、医学期刊等。一般多是联合应用几个数据库，此外，还可以增加手工检索和灰色文献的检索。实际上，灰色文献检索难度更大，但该研究结果对系统综述结果分析很重要，因为这些文献中通常包含阴性结果。

（四）筛选文献

完成初次检索后，研究者经常会得到大量文献。研究者首先要剔除重复文献，然后对余下的文献进行筛选，筛选的标准应根据研究问题确立，即研究对象、干预类型、研究设计和结果评价。

预先定义的文献筛选准则可以很好地降低各种偏倚对最后结果的影响。进行文献筛选时，首先要进行初筛，根据题目和摘要排除不相关的文献。然后，对于保留的文献，要下载全文，进行精读，排除不符合纳入标准的文章；对于信息不全面的文章，要尽量与作者取得联系，最大限度地获取必要的信息。同时，既定筛选准则也应随该系统综述发表，让读者和以后的研究者能够了解为什么这些文献应该被纳入研究。在进行筛选时，应至少由两名研究人员独立进行，以避免误将本该被纳入的研究剔除；对于有争议的研究文献，应请更有威望的研究学者进行评定。

（五）质量评价

质量评价指对检索到的每一篇文献的研究质量进行评价，它可以帮助使用者确定系统综述的可靠性。进行质量评价的原因在于，高质量的研究会使结果更接近真实值，如果给低质量的研究赋予较大的权重，系统综述就可能得出错误的结果。文献质量的评价主要包括内在真实性和外在真实性两方面。

内在真实性（internal validity）指系统综述内部的方法学和研究设计是否能够准确、全面地回答研究问题。内在真实性的评价包括研究在设计和实施过程中防止偏倚和误差的程度（方法学质量、精确度）。

外在真实性（external authenticity）指是否能将系统综述的结果推广到临床实践中。外在真实性的评价包括评估研究对象的人口学特征、干预措施的可行性、结果的适用性及与临床实践的一致性。文献评价更强调对内在真实性的评价。

许多工具可用于质量评价，如牛津评分系统（Jadad 量表）和物理治疗证据数据库量表（Physiotherapy Evidence Database scale，PEDro 量表）等已被广泛应用于评价随机对照试验的质量高低。与文献筛选类似，最好有两名评价员独立进行，当出现结果不一致时，则可寻求第三名评价员的协助，进行讨论，以保证评价结果的一致性。

（六）提取资料

文献筛选结束后，研究员需要从原始研究的全文或研究者提供的资料中收集所需要的相关数据，即进行资料提取。在撰写系统综述计划书时就应该明确需要收集哪些数据，并针对数据提取制订详细的操作流程。一般需要设计专门的资料提取表来帮助完成资料提取工作，资料提取过程应该尽可能全面、准确，避免偏倚、错误和重复劳动。其基本项目应包括被纳入文献的设计和研究方法、患者情况、干预措施及结局指标等一系列内容。若存在多个时间点重复测量的结果，可根据数据合并的需要选取能合并比较的时间点录入资料。

为了保证数据的质量，一般由两名或两名以上的研究员独立进行资料提取工作，对于不一致的文献，应进行复核或请专家评议。从最终被纳入的每个研究中提取所需的资料，为后续分析做准备。

（七）评估偏倚风险

对被纳入的研究进行正确的质量评价是保证系统综述得出正确结论的关键。研究的质量由研究设计和具体研究采取的各种偏倚控制措施决定。原始研究的质量是系统综述质量的基础，系统综述不可能把低质量的原始研究变成高质量的综合证据。无论系统综述的其他工作做得如何，综合低质量原始研究的系统综述必定得到低质量的研究结论。因此，评估原始研究方法学的质量，对确保系统综述结果的真实性非常重要。此处须强调以下几个基本问题。

1. 真实性　系统综述结果的真实性取决于被纳入研究的数据和结果的真实程度。对任何一个研究结果的解释，必须考虑研究的设计、实施和分析（内在真实性），以及研究对象、干预措施、结果测量方法（外在真实性），而这些特征与系统综述所研究的问题密切相关。

单个研究的设计和实施质量影响研究结果的真实性。评价单个研究的质量是指评估研究在设计、实施和分析过程中防止或减少系统误差（或偏倚）和随机误差的程度，包括内在真实性与外在真实性两方面。

2. 偏倚　又被称为系统误差（systematic error），指研究结果系统偏离真值的倾向。无偏倚的研究结果具有良好的内在真实性。偏倚对研究结果（效应值）影响的方向（低估或夸大）和大小是可变的，需要根据不同研究或同一研究的不同结局指标具体分析。临床问题研究和研究设计方案不同，研究结果受偏倚影响的情况也不尽相同。

（1）定位偏倚：指在已发表的研究中，阳性结果的文章更容易以英文的形式发表在国际性杂志，被引用的次数可能更多，重复发表的可能性更大，从而带来文献定位方面的偏倚，一般有两种，一种是英文偏倚，另一种是文献库偏倚。

（2）查找偏倚：指在检索文献的过程中，研究者设立的检索词或检索策略不当导致的偏倚。

（3）选择偏倚：指在依据纳入标准和排除标准选择文献时产生的偏倚。

（4）引用偏倚：指在手工检索文献时，通过文章后面所列的参考文献可以进一步查找其他相关文章，但在 Meta 分析中，这种途径可能带来引用偏倚，因为支持阳性结果的研究比不支持的研究可能更多地被作为参考文献加以引用。

（5）发表偏倚：指相比于无显著性统计学意义和无效的结果，具有显著性统计学意义的研究结果被报告和发表的可能性更大。漏斗图是常用的定性识别发表偏倚的方法。

3. 精确性　又被称为可靠性（reliability）和重复性（reproducibility），指被反复测量的结果的一致程度与样本量的大小或测量的次数有关。样本量越大，或测量次数越多，其平均值越趋向于真实值，精确性也就越好。精确性受随机误差的制约，减小随机误差，就可以提高结果的精确性。

4. 评估　目前尚无评估的金标准，Cochrane 协作网认为以下几个方面是决定临床试验质量的最基本因素。

（1）是否报告了随机序列的产生方法？所用的方法是否恰当？（评估是否存在研究对象的选择偏倚）

（2）随机分配方案是否隐藏？所用的方法是否恰当？（评估是否存在研究对象的选择偏倚）

（3）是否对研究对象和受试者施盲？（评估是否存在实施偏倚）

（4）是否对研究结局评价者施盲？（评估是否存在测量偏倚）

（5）结局数据是否完整？是否报告了每个主要结局指标的数据（包括失访及退出的病例）？是否报告了失访及退出的原因，并在统计分析时进行了恰当处理（如意向治疗分析）？（评估是否存在磨损偏倚）

（6）研究者是否有选择地报告了某些结局？（评估是否存在结局报告偏倚）

（7）是否存在其他偏倚？

最后，建议用偏倚风险的程度对上述不同方面是否达到要求进行评估，如低偏倚风险、高偏倚风险和未知偏倚风险。具体以上每个方面的评判指标可参见 Cochrane 协作网的《Cochrane 干预措施系统综述手册》（v5.1.0）中的相关内容。

（八）分析并形成结果

系统综述的目的是对收集的研究资料进行综合分析，并确保研究结论真实可靠。根据系统综述资料的性质，有定量和定性两种分析方法。

定量的统计学分析又被称为 Meta 分析。通常在进行资料分析时，研究者需要考虑以下几个方面的问题：①进行何种比较；②在每一种比较中使用什么结局指标；③每一种比较的结果是否相似；④每一种比较的结果最佳合并效果怎样；⑤这些合并结果的可靠性如何；⑥采用何种效应指标。然后对各个研究的效应进行综合。常用的测量干预措施效果的指标有比值比（odds ratio，OR）、相对危险度（relative risk，RR）和均数差（mean difference，MD）。此外，应当探讨各研究之间是否存在异质性。

定性分析方法是对资料进行描述性综合，适用于不适合定量分析的情况。

（九）更新

随着临床研究的进展和新证据的不断出现，系统综述也必须进行定期评价与更新，及时将新知识整合进去，这也是系统综述与传统综述的区别之一。

三、系统综述的资料分析

制作系统综述要求从符合纳入标准的研究中提取原始资料，并用统计学方法对这些资料进行分析和概括。如果方法应用得当，数据的合成将成为有力的工具，帮助从这些资料中得出有意义的结论，同时也有助于避免在解释资料时发生错误。

（一）定量资料分析

当各研究间研究对象相似，采用相同的干预方法、结局测量指标和测量方法，效应量的表达也一致时，研究者可以采用 Meta 分析合并数据。

1. 异质性检验 在 Meta 分析过程中，研究者一般会对被纳入研究的结果进行合并，最后得到一个综合所有研究的"平均"结果。尽管被纳入的多个研究都是针对同一临床问题或具有相同研究假设，但是，这些研究在纳入标准和排除标准、样本含量、质量控制等方面很可能不同，从而导致了同一结局指标在多个研究间有差异，该差异即为异质性。广义上的异质性用于描述研究的参与者、干预措施和多个研究测量结果的变异，即各研究的内在真实性变异。异质性包括临床异质性、方法学异质性和统计学异质性。当异质性存在时，合并的"平均"结果不能代表各研究的结果，寻找异质性的原因将成为该系统综述的主要分析内容。

临床异质性是指由受试对象不同、干预措施的差异和结局指标的变异所致的偏倚。方法学异质性是指由研究设计和研究质量的差异引起的偏倚，如盲法的应用和分配隐藏的运用，或研究过程对结局指标的定义或测量的不一致。统计学异质性是指干预效果的评价在不同研究间的变异，以各研究之间可信区间（credibility interval，CI）的重合程度来衡量异质性的大小。多个研究间的 CI 重合程度越大，存在统计学异质性的可能性就越小。

异质性检验又被称为同质性检验，指用假设检验的方法检验多个独立研究的异质性（同质性）是否具有统计学意义。具体公式不详述。该检验的统计量 Q 服从自由度为 $K-1$ 的卡方（χ^2）分布，因此，当通过计算得到 Q 后，须由卡方分析获取概率，故又将此检验方法叫作卡方检验。异质性检验的统计学界限与计量资料的卡方检验不同。当异质性检验结果为 $P > 0.10$ 时，多个研究的异质性无统计学意义，若检验结果为 $P \leq 0.10$ 时，多个研究的异质性有统计学意义。

I^2（inconsistency）是衡量 Meta 分析中研究间异质性的一个重要指标。它表示观察到的变异中有多少比例是由真实效应量的差异造成的。I^2 用于描述多个研究间的异质性大小，衡量多个研究结果异质性程度的大小，描述各研究间由非抽样误差所引起的异质性占总变异的百分比。在 Cochrane 系统综述中，I^2 若不大于 50%，其异质性多可被接受。因此，I^2 只能衡量有无，不能区分大小。I^2 计算公式为

$$I^2 = [Q - (K-1)] / Q * 100\%$$

Q 为异质性检验的卡方值，K 为被纳入 Meta 分析的研究个数。

当异质性检验出现时，研究者应首先检查每个研究的原始数据是否正确，检验提取数据的方法是否正确。如果异质性是由疗程长短、用药剂量、病情轻重及对照选择等原因所致，研究者可使用亚组分析或 Meta 分析。排除可能导致异质性的某个研究后，再进行敏感性分析，重新进行 Meta 分析，与未排除这些研究的 Meta 分析结果进行比较，了解其异质性的来源。如果通过临床知识、统计学知识和前述的异质性分析方法，仍然无法解释产生异质性的原因，可采用随机效应模型进行 Meta 分析。

2. 森林图（forest plot）的解读　Meta 分析的结果通常以森林图的形式表达（图 8-2）。该图以一条数值为 1（对二分类变量结局）或 0（对连续变量结局）的中心垂直线为无差异线，作为界线，将研究结局的效应值横向排列，用小菱形方块表示综合效应值。每一条横线代表效应值的分布（可信区间）情况，若该横线触及或跨越中线，则表示研究干预与对照比较的结局效应差异不具有显著统计学意义。

一个典型的森林图一般包括以下信息：研究编号、个体研究的原始数据、比较的类型、结局指标、Meta 分析模型、研究的权重、异质性检验结果、单个研究的效应估计及其 95% 可信区间，以及综合效应及其 95% 可信区间。

以图 8-2 为例，这是一篇关于清热解毒药物治疗不稳定型心绞痛的随机对照试验的 Meta 分析结果，使用的结局指标为治疗后中医证候改善的总有效率。

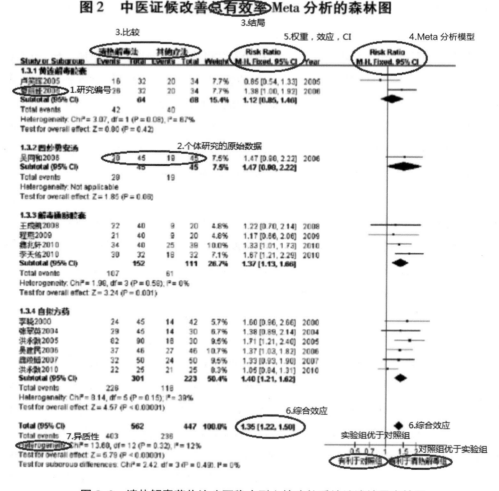

图 8-2　清热解毒药物治疗不稳定型心绞痛的系统综述结果森林图

（1）研究编号：在系统综述中，每一个被纳入的研究都有一个编号，编号由系统综述研究人员制订，一般是原始研究第一作者的姓氏加发表年份，如"夏丽娅2006"。如果几项研究的作者姓氏和年份都相同，可在编号末尾添加不同的字母以示区别，如"夏丽娅2006a"。

（2）个体研究的原始数据：以"吴同和2006"为例，试验组有45例随机分配的患者，对照组有45例，治疗后，试验组有效改善的患者数为20例，对照组有效率改善的患者数为19例。个体研究数据是 Meta 分析的基础。

（3）比较的类型和结局指标：在此 Meta 分析中，试验组的治疗是清热解毒药物，对照组的治疗为其他疗法，结局指标是治疗后有效改善的总人数。

（4）Meta 分析模型：从图 8-2 的右上角可以看到"Fixed"，说明此 Meta 分析使用的是固定效应模型。异质性检验 $\chi^2=13.60$，$df=12$，$P=0.02$，$I^2=12\%$，说明这些研究之间的异质性较小，因此，研究者正确地采用了固定效应模型（fixed effect model），以使结论更加保守。

（5）研究的权重（weight）：在 Meta 分析中，每一项研究对合并效应值的贡献度是不同的。在典型的情况下，赋予每一项研究的权重为其变异值的倒数，也就是说，对于具有较多结局事件的研究，样本量越大，其效应的估计值越精确，在合并分析中被赋予的权重也就越大。图中的菱形方块表示权重的大小，菱形方块越大，该研究在所有研究的总和结果中所占的权重越大。

（6）单个研究的效应估计及其 95% 可信区间：在阅读森林图时，研究者要首先弄清两个问题：一是用于测量效果的统计学指标是什么；二是整个可信区间落到哪侧，落到有利于试验组侧说明试验治疗优于对照治疗，相反，落到有利于对照组侧则说明对照治疗优于试验治疗。该 Meta 分析的效应指标为相对危险度。水平线的长度代表单个研究效应估计的 95% 可信区间，这个线段越短，表明结论的精确度越高。如果水平线跨越中间垂直的无差异线，则说明两组治疗没有显著统计学差异。从图中可以看出，大部分研究的结论精确度可接受，并且未跨越无差异线，说明与其他疗法相比，清热解毒治疗在改善患者的中医证候方面有显著性差异。

（7）综合效应及其 95% 可信区间：在"Total（95%CI）"横向右侧对应的菱形方块代表所有研究的综合效应值，最右侧是其点估计值和可信区间的数字表达。由于合并后综合效应未跨越无差异线，说明与其他疗法治疗相比，清热解毒治疗在改善患者的中医证候方面有显著性差异。

3. 合并统计量　效应量是指临床上有意义或实用价值的数值或观察指标变量，是单个研究结果的综合指标。Mate 分析需要将多个同类研究的结果合并（或汇总）成某个单一效应量（effect size）或效应尺度（effect magnitude），即用某个合并统计量反映多个同类研究的综合效应。

若需要分析的指标是二分类变量，则可选择 OR、RR 或危险差（risk difference，RD）为合并统计量，用于描述多个研究的合并结果。OR 和 RR 是相对测量指标，其结果解释与单个研究指标相同，而 RD 是两个值的绝对差值。若把 OR 错误解释为 RR，会夸大干预措施的疗效。

若需要分析的指标是数值变量，则可选择 MD 或标准化均数差（standardized mean difference，SMD）为合并统计量。均数差即为两均数的差值，消除了多个研究间的绝对值大小的影响，以原有的单位真实地反映了研究效应。可简单地将 SMD 理解为两均数的差值再除以合并标准差，它不仅消除了多个研究间的绝对值大小的影响，还消除了多个研究测量单位不同的影响，尤其适用于单位不同或均数相差较大的资料汇总分析。须注意的是，SMD没有单位，是一个数值。

4. 固定效应模型与随机效应模型　Meta分析中所用的合并研究结果的方法有固定效应模型（fixed effect model）和随机效应模型（random effect model）两种。固定效应模型的统计方法假设系统综述纳入的所有研究的真实结果是一样的，其间的差异完全是由随机误差造成的。随机效应模型则假设系统综述纳入的研究的真实结果本来就是不同的，其间的部分差异是由随机误差引起的，部分是由临床和方法学特征的不同而产生的。两者权重计算方法不同，固定效应模型会给大样本的研究更多的权重；与固定效应模型相比，随机效应模型赋予较小样本含量的研究以较大的权重，因而，后者给出的95%可信区间更宽，结果也更保守。

一般来说，如果被纳入的研究异质性比较小，可以采用固定效应模型，如果异质性比较大，应该采用随机效应模型。但在实际操作中，研究者往往使用固定效应模型与随机效应模型分别估计合并效应量，然后根据避免偏倚的原则决定选取哪个模型的结果，若无异质性，两个模型的结果应该一致。

5. 敏感性分析和亚组分析　敏感性分析（sensitivity analysis）是用于评价某个Meta分析或系统综述结果是否稳定和可靠的分析方法。如果敏感性分析对Meta分析或系统综述的结果没有本质性改变，其分析结果的可靠性就会大大增加。如果敏感性分析导致了不同结论，这就意味着在Meta分析或系统综述的结果解释和结论方面必须要谨慎。敏感性分析通常包括以下几个方面的内容。

（1）改变研究类型（如使用不同测量方法的临界点）的纳入标准、研究对象、干预措施或终点指标。

（2）纳入或排除某些含糊不清的研究，无论是否符合纳入标准。

（3）使用某些结果不太确定的研究的估计值重新分析数据。

（4）对缺失的数据进行合理估计后重新分析数据。

（5）使用不同的统计方法重新分析数据，如用随机效应模型代替固定效应模型，反之亦然。

（6）排除某些设计不太严谨的研究，如排除非安慰剂对照的研究。

亚组分析（subgroup analysis）即根据可能影响预后的因素，将患者分成不同的亚组，来分析其结果是否因为这些因素的存在而不同，如可根据年龄、性别、病情严重程度等进行亚组分析。亚组分析对临床指导个体化处理有重要意义，但亚组的样本量常很小，容易因偶然性大而得出错误结果。因此，要谨慎对待亚组分析结果，一般看作假说的产生。只有在之后的高质量研究中得到证明，或事先确定拟分析的亚组且样本足够大时，亚组分析的结果才较可靠。亚组分析容易导致两种危害，一是否认有效处理的"假阴性"结论，或得出无效甚至是有害的"假阳性"结论，二是容易产生一些令人误解的建议。

6. 漏斗图（funnel plots）　漏斗图最初是以每个研究的处理效应估计值为 X 轴、以样本含量大小为 Y 轴的简单散点图。其精确性随样本含量的增加而增加，小样本研究的效应估计值分布于图的底部，其分布范围较宽，大样本研究的效应估计值分布范围较窄。当不存在偏倚时，其图形呈对称的倒漏斗状，故被称为"漏斗图"。一般推荐 Meta 分析的研究个数在 10 个及以上才需要做漏斗图。如果资料存在偏倚，会出现不对称的漏斗图（图 8-3），不对称越明显，偏倚程度越大。导致漏斗图不对称的主要原因可能有选择偏倚、发表偏倚、语言偏倚、引用偏倚等。

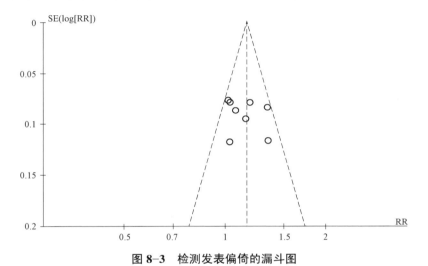

图 8-3　检测发表偏倚的漏斗图

若小样本阴性结果的研究区域变得稀疏或完全缺失，则提示可能存在发表偏倚。更客观的方法是通过统计学检验对图形对称性进行定量分析，以弥补对图形对称性观察的主观性和不可靠性。

但是，研究者应该注意，漏斗图不是一个灵敏度很高的检测发表偏倚的方法。同时，当统计学检验显示图形不对称时，除了发表偏倚外，还有以下几个方面：临床异质性、方法学异质性、漏斗图纵轴和横轴的选择等。而且绘制漏斗图需要一定数量的研究，一般来讲，10 个以上的研究才有实际意义，如果有关的研究数量太少，漏斗图分析则没有太大的意义。

（二）定性资料分析

定性资料分析是对单个研究的结果进行描述性综合，定性资料分析通常涉及对个体或群体观点、态度、信念和经验等非数值化资料的收集和分析。通常，当各研究间存在异质性，或因某一问题的复杂性而不能进行资料的定量综合时，需要进行定性资料的综合分析。研究者可对资料类型、相对效应、研究特征、研究结果进行描述性分析。

在系统综述中，定性资料分析可以作为定性研究结果的一部分，也可以作为对定量研究结果的补充。通过定性资料分析，系统综述可以更全面地理解研究问题，提供更深入的见解，并为实践和政策制定提供更具体的建议。

四、系统综述的国际报告规范

为了提高系统综述和 Meta 分析文章报告的质量，2009 年，由国际著名专家组成的《系统综述和 Meta 分析优先报告条目》（Preferred Reporting Items for Systematic Reviews and Meta-Analysis，PRISMA）小组在国际重要医学期刊包括《英国医学杂志》《临床流行病学杂志》《内科学年鉴》和美国《公共科学图书馆·医学》等同步发表了 PRISMA 声明。该标准的制定对于改进和提高系统综述和 Meta 分析的报告质量起到重要作用。近年来，为了适应新的需求，Page 等对 PRISMA 2009 进行了更新和修订，形成 PRISMA 2020，并于 2021 年 3 月在线发表在《英国医学杂志》。PRISMA 声明由一个含 27 个条目的清单（表 8-2）、一个含 12 个条目的摘要清单（表 8-3）和一个信息收集流程图（图 8-4）组成，虽然针对的是随机对照试验的系统综述，但是 PRISMA 声明也适合作为其他类型研究的系统综述报告的基础规范，尤其是对干预措施进行评价的研究。

表 8-2　PRISMA 2020 条目清单

章节/主题	编号	内容
标题		
标题	1	明确本项研究为系统综述
摘要		
摘要	2	见 PRISMA 2020 摘要条目清单
前言		
理论基础	3	阐述已知背景下系统综述的理论基础
目的	4	对系统综述的目的或问题进行清晰阐述
方法		
纳入标准	5	明确纳入标准和排除标准及如何将研究分组以进行合成

章节/主题	编号	内容
信息来源	6	明确所有检索或查询的数据库、注册平台、网站、组织机构、参考文献清单或其他资料，以及每个资料的最后检索日期
检索	7	呈现所有数据库、注册平台、网站的全部检索策略，包括所使用的过滤器和限定条件
研究选择	8	明确筛选过程使用的方法，包括筛选的研究人员数量、是否独立筛选；如果适用，应详细说明过程中使用的自动化工具
资料提取	9	明确使用的数据提取的方法，包括提取数据的研究人员数量、是否独立提取，以及任何向原文作者获取或确认资料的过程；如果适用，应详细说明过程中使用的自动化工具
资料条目	10a	列出并定义所有需要获取数据的结局指标，明确是否提取每个研究中与设定结局指标相符（如测量方法、时间点、分析方法）的所有结果；若不是，则应描述收集特定结果的方法
	10b	列出并定义需要获取数据的所有其他变量（如参与者和干预措施的特征、资金来源），描述针对缺失数据或模糊信息做出的任何假设
研究存在的偏倚	11	明确描述用于评价被纳入研究的偏倚风险的方法，包括使用的评价工具、评价人员数量及评价人员是否独立评价；如果适用，应详细说明过程中使用的自动化工具
合并效应指标	12	说明每个结局数据合并或结果呈现时使用的效应指标（如 RR、MD）
结果综合	13a	描述确定每个数据合并时纳入研究的方法［如将研究特征制成表格，并与每个计划的数据合成组进行比较（条目 5）］
	13b	描述数据合并前的预处理，如处理缺失数据、数据转换
	13c	描述用于展示单个研究结果及综合结果的图或表的方法
	13d	描述用于结果综合的方法，并说明选择相应方法的理由，如果进行了 Meta 分析，应描述用于探索统计学异质性的模型、方法及软件包
	13e	描述探索研究结果间异质性的方法（如亚组分析、Meta 分析）
	13f	描述评估综合结果稳健性而进行的敏感性分析的方法
研究偏倚	14	描述用于评价数据合并中缺失结果所致偏倚风险的评估方法（报告偏倚）
可信度评价	15	描述用于评价每个结局证据可信度的方法
结果		
研究选择	16a	描述检索和筛选过程的结果，从最初检索获取的文献数量到最终被纳入研究的数量，最好提供流程图
	16b	列出符合纳入标准但被排除的研究，并说明排除原因

章节/主题	编号	内容
研究特征	17	列出每个纳入研究并呈现其特征
研究内部偏倚风险	18	呈现每个纳入研究的偏倚风险评估的结果
单个研究结果	19	针对所有结局指标，说明每个研究（a）每组的统计概述（如果可行）和（b）效应量及精度（如置信/可信区间），最好使用结构式表格或图形
结果综合	20a	对于每个合并结果，说明其特征及研究间的偏倚风险
	20b	呈现所有统计合并的结果，如果开展了 Meta 分析，则呈现每个 Meta 分析的合并效应量、精度（如置信/可信区间）及异质性检验结果；如果是不同组的比较，则须描述效应方向
	20c	呈现研究间异质性原因的调查结果
	20d	呈现敏感性分析的结果，以便评价合并结果的稳定性
研究间风险偏倚	21	呈现每个合并结果中缺失结果所致偏倚风险评估的情况（报告偏倚）
证据可信度	22	呈现每个结局指标证据可信度的评价结果
讨论		
讨论	23a	在其他证据的基础上对结果进行解释
	23b	讨论系统综述中被纳入的证据的局限性
	23c	讨论研究过程中的局限性
	23d	讨论研究结果对实践、政策及未来研究的意义
其他信息		
注册与计划书	24a	提供注册信息，包括注册名、注册号或声明未进行注册
	24b	提供计划书的获取途径或声明无计划书
	24c	描述并解释对注册内容或计划书中信息的任何修改
资金	25	描述系统综述的资金来源及资金支持者在系统综述过程中所起的作用，或声明无资金支持
利益冲突	26	声明系统综述作者的利益冲突
数据、代码和其他资料的可用性	27	报告以下哪些信息是公开的，并提供获取途径：数据提取表模板、纳入研究的数据、用于分析的数据、数据分析代码、系统综述中使用的其他资料

表 8-3　PRISMA 2020 摘要条目清单

项目	编号	内容
标题		
标题	1	明确该研究为系统综述
背景		
目的	2	清晰描述该系统综述研究的主要目的或问题
方法		
合适的标准	3	报告纳入标准与排除标准
信息来源	4	报告文献的信息来源（如数据库、注册平台）及每个资源的最后检索日期
偏倚风险	5	描述用于评价纳入研究偏倚风险的方法
结果综合	6	明确结果综合及呈现的方法
结果		
纳入研究	7	呈现纳入研究和研究对象的数量，并总结每个研究的相关特征
结果综合	8	报告主要结果，最好呈现每个结果中的研究数量和受试者数量。如果进行了 Meta 分析，报告合并效应量及置信/可信区间。如果进行了不同组的比较，须描述效应方向（支持哪个组）
讨论		
证据局限性	9	简单总结纳入证据的局限性（如研究的偏倚风险、不一致性和不精确性）
解释	10	简要解释结果及结果的重要意义
其他		
资金	11	明确该系统综述的主要资金来源
注册	12	提供注册题目及注册号

五、系统综述的质量评价

　　系统综述与传统综述一样，也是一种综述，都属于回顾性、观察性的研究和评价，因此，均可存在系统偏倚和随机错误。一篇综述的质量常常取决于所收集的文献的全面程度和质量，以及用于综合资料的方法是否减少其可能存在的偏倚和错误的程度。低质量的系统综述可能得出错误的结论，对读者产生误导。因此，当研究者看到一篇相关的系统综述的文章时，如同阅读随机对照试验一样，同样需要应用一定的原则对系统综述的质量进行评价，才能以此作为自己决策的科学证据。

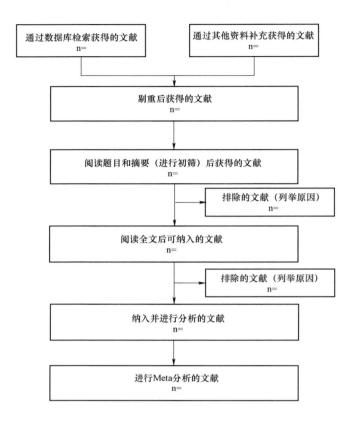

图 8-4 系统综述各阶段信息收集流程图

2007 年，来自荷兰阿姆斯特丹自由大学医学研究中心和加拿大渥太华大学的临床流行病学专家们在英国医学委员会期刊《医学研究方法学》上发表了题为 Development of AMSTAR：A Measurement Tool to Assess Systematic Reviews 的专论，标志着多系统综述评价问卷（assessment of multiple systematic reviews，AMSTAR）的正式形成。AMSTAR 是用于评价系统综述/Meta 分析的方法学质量的一种工具量表（表 8-4），共 11 个条目，每个条目均采用"是"（yes）、"否"（no）、"不知道"（can't answer）和"不适用"（not applicable）进行判定。

表 8-4 AMSTAR 工具量表

条目	描述	解释
1	是否提供了前期设计方案？	应该在系统综述开展之前确定研究问题及纳入标准、排除标准
2	纳入研究的选择和数据提取是否具有可重复性？	至少有两名独立的资料提取员，且对不同意见采用适当的方法以达成一致

条目	描述	解释
3	是否实施了全面广泛的检索？	至少检索两种电子数据库。检索报告必须包括年份、数据库名称，如 Central、Embase 和 Medline。必须说明采用的关键词和（或）主题词，如果可能，研究者应提供检索策略。应对最新信息的目录、综述、参考书、专业注册库进行补充检索，或对特定领域的专家进行咨询，同时还须检索纳入研究的参考文献
4	是否已将发表情况考虑在纳入标准中，如灰色文献？	研究者应说明其检索不受发表类型的限制；应说明是否根据文献的发表情况排除文献，如语言
5	是否提供了纳入和排除的研究清单？	应提供纳入和排除的研究清单
6	是否描述纳入研究的特征？	从原始资料中提取的资料应包括受试者、干预措施和结局指标，并以表格或其他形式进行总结。还应报告纳入研究的系列特征，如年龄、种族、性别、相关社会经济学数据、疾病状态、病程、严重程度或其他应报告的疾病等
7	是否评价和报告纳入研究的科学性？	应提供预先选用的评价方法（如有效性研究，评价者是否把随机、双盲、安慰剂对照或分配隐藏作为评价标准）；其他类型研究的相关标准条目亦需要交代
8	是否恰当地将纳入研究的科学性运用在结论的推导上？	在分析结果和推导结论中，应考虑方法学的严格性和科学性；且在形成推荐意见时，亦需要明确说明
9	合并纳入研究的方法是否恰当？	对于合并结果，应首先确定纳入的研究结果是可合并的，并采用一定的统计方法评估异质性，如果存在异质性，应采用随机效应模型，和（或）考虑合并结果的临床适宜程度（如是否适于合并）
10	是否评估了发表偏倚的可能性？	发表偏倚的评估应含有某一种图表的辅助，如漏斗图，以及其他可行的检测方法和/或统计学检验方法，如 Egger 回归
11	是否说明相关利益冲突？	应清楚交代系统综述与纳入研究中潜在的资金来源

此外，可用于系统综述质量评价的还有加拿大麦克马斯特大学的 Andrew D Oxman 和 Gordon H Guyatt 于 1991 年研制的 Oxman-Guyatt 系统综述质量评价问卷（Oxman-Guyatt Overview Quality Assessment Questionnaire，OQAQ 量表）。OQAQ 量表涉及九个方面，共十个条目（表 8-5）。前九个条目可以被评为充分

（报告并正确使用）和不充分（未报告或未正确使用），最后一个条目是对整个文献质量进行打分，评价者根据前面九个问题的情况给 1～7 分。OQAQ 量表不涉及发表质量和研究的重要性，主要针对系统综述中容易产生偏倚的几个关键环节（是否进行了全面的文献检索，如何在文献选择、数据提取和质量评价过程中减少偏倚的产生，对原始研究的质量评价是否采取恰当的评价工具和方法，研究数据合并是否恰当，研究结论是否客观）。

表 8-5　OQAQ 量表

条目	描述
1	是否报告了文献检索方法
2	检索是否全面
3	是否报告了研究的纳入标准
4	是否避免了纳入研究的选择偏倚
5	是否报告了对纳入研究进行真实性评价的标准
6	对纳入研究的质量评价是否全面、恰当
7	是否报告了纳入研究的数据合并方法
8	纳入研究的结局是否适于合并
9	系统综述的结论是否得到了报告数据的支持
10	此系统综述的总体科学性如何

英国牛津循证医学中心文献严格评价项目制作 CASP 清单（Critical Appraisal Skills Programme），也是目前比较常用的工具之一，用于评价系统综述。清单包括 12 个条目（见表 8-6），其中，前两条是筛选问题，后十条是细节问题。与其他清单不同的是，CASP 清单还考虑了研究的外部适用性。

表 8-6　CASP 清单

清单条目描述	判断提示	评价结果
A. 研究结果可靠吗？		
1. 是否提出明确的问题？	研究者要实现什么目的（研究的角度是什么、有多少比较对象、所有的成本和结果是否都被纳入、时间范围是什么）	是/未报告/否
2. 是否对替代方案进行全面描述？	是否有明确的决策树（说明是谁制作的、在哪、多久一次）	是/未报告/否

续表

清单条目描述	判断提示	评价结果
3. 是否提供方案有效的证据？	是否使用随机对照试验或系统综述，若未使用，应考虑证据强度	是/未报告/否
4. 是否恰当测量与评估干预的效果？	效果可以用自然单位（如生命年）或更复杂的单位（如质量调整生命年）或收益的折现金额测量	是/未报告/否
B. 如何评价和比较结果与费用？		
5. 是否纳入所需的所有重要相关资料？每个替代方案的健康结果成本是否被适当识别、恰当测量、可靠赋值？	研究的角度是什么，在评估之前，是否用适当的单位精确测量（适当的单位可能是看护时间、门诊次数、获得的生命年等），是否被可靠赋值（值是否真实、值是如何提取的、机会成本是否考虑）	是/未报告/否
6. 在不同时间，是否对成本结果的折现率进行调整？		是/未报告/否
7. 评价结果是什么？	基线是什么，使用的单位是什么	是/未报告/否
8. 是否进行替代方案的结果成本增量分析？		是/未报告/否
9. 是否进行充分的敏感性分析？	如果通过改变变量的估值，所有不确定性的主要方面都被考虑到，评价结果将如何改变	是/未报告/否
C. 研究结果适用于当地人群吗？		
10. 研究环境与您所在的环境是否等效？	被评价的患者是否完全不同于与您关注的人群，被评价的研究环境可能不同于您所在的环境	是/未报告/否
11. 成本能否转换成您所在的环境？		是/未报告/否
12. 本研究在您所在的环境下是否值得开展？		是/未报告/否

六、Meta 分析注册

研究者如果没有给 Meta 分析预先制订一个计划，在后期很容易为了获得一个好的结果而随意修改纳入标准和排除标准，甚至是数据。同样，相同的研究和低质量方案会消耗研究者的宝贵时间。虽然在实际过程中，我们也会看到一些 Meta 分析没有注册但仍然发表，随着 Meta 分析的不断规范化，为保证万无一失，推荐研究者在撰写 Meta 分析前进行注册。

注册 Meta 分析可以帮助进行课题记录，协助研究者厘清课题的背景意义和实施步骤，方便后续的实际操作过程；针对选择性报告的风险，防止作者因某种原因改变原方案。同时，注册 Meta 分析相当于提前将你的研究公之于众，避免跟其他研究重复，增加研究的实用性与新颖性，提高研究价值。

PRISMA 对于 Meta 分析的注册要求（图 8-5）为：在方法学部分，提供是否存在研究计划，如果存在的话，研究者须提供如何访问（如网址），包括可用的注册信息、注册号等内容。

 PRISMA 2009 Checklist

Section/topic	#	Checklist item	Reported on page #
TITLE			
Title	1	Identify the report as a systematic review, meta-analysis, or both.	
ABSTRACT			
Structured summary	2	Provide a structured summary including, as applicable: background; objectives; data sources; study eligibility criteria, participants, and interventions; study appraisal and synthesis methods; results; limitations; conclusions and implications of key findings; systematic review registration number.	
INTRODUCTION			
Rationale	3	Describe the rationale for the review in the context of what is already known.	
Objectives	4	Provide an explicit statement of questions being addressed with reference to participants, interventions, comparisons, outcomes, and study design (PICOS).	
METHODS			
Protocol and registration	5	Indicate if a review protocol exists, if and where it can be accessed (e.g., Web address), and, if available, provide registration information including registration number.	
Eligibility criteria	6	Specify study characteristics (e.g., PICOS, length of follow-up) and report characteristics (e.g., years considered, language, publication status) used as criteria for eligibility, giving rationale.	

- We have a Systematic Review Prize for the best Systematic Review every half year.
- Please include a summary box summarising in 3-4 clear and specific bullet points 'What is already known' and 'What are the new findings'.
- Please provide 5 multiple choice questions (MCQs) each with 4-5 possible answers (only 1 correct answer), so the reader can test his or her understanding of the article. These MCQs will be published online-only in the form of an E-learning module.
- Systematic review registration: registry and number (if registered)
- Please consider whether the topics warrants a systematic review or whether a scoping review would be more appropriate. See here for guidance.

图 8-5　研究者应用 PRISMA 2009 进行检查

1. 如何注册　目前，学术界常用的 Meta 分析注册平台有两个，分别是 Cochrane 图书馆和 PROSPERO 注册平台。

Cochrane 图书馆是纯封闭式的系统综述注册平台，所有过程都需要联系 Cochrane 协作网，历经注册题目、撰写研究计划和撰写系统综述全文，还要经过三次审稿，而且要求严格，一般历时较长，多长于两年。但是它的好处也有很多，在这个过程中，研究者可以接受 Cochrane 协作网的专家在方法学方面的指导，可帮助研究者更深入地理解 Meta 分析的统计学方法。

在实际过程中，多数人会倾向于选择国际注册前瞻性系统综述研究平台

（Prospective Register of Systematic Reviews，PROSPERO 注册平台），它是一个国际数据库，其中包含多方面的前瞻性注册系统综述，旨在提供系统综述研究计划，通过将已完成的系统综述与方案中计划的内容进行比较，帮助避免重复，并减少报告偏倚的机会。它与 Cochrane 图书馆的目的相当，但是步骤非常简单，只需要注册账号、提交研究计划，然后等待审核即可。

2. 关于注册时间　PROSPERO 注册平台对于注册时间的要求是 Meta 分析须在研究计划撰写完成之后注册，但是最好在筛选文献之前，目前也可以接受在没有完成信息提取之前进行注册（图 8-6）。已完成的系统综述不应该再进行注册，同时，Cochrane 系统综述也不用在 PROSPERO 注册平台上再进行注册。

Before completing a registration form, please check that your review is eligible for inclusion in PROSPERO

- Registration should take place once the systematic review protocol has been finalised, but ideally before screening studies for inclusion begins. However, reviews are currently accepted for registration as long as they have not progressed beyond the completion of data extraction.
- Completed reviews should **not** be registered.
- PROSPERO only accepts registration of systematic reviews with a **health related outcome**.

图 8-6　研究者应用 **PEROSPERO** 注册平台进行注册前的部分注意事项

七、其他 Meta 分析方法介绍

随着循证医学的发展和方法学研究的进展，除了经典的干预措施的系统综述/Meta 分析外，还出现了许多其他的 Meta 分析方法，常见的有以下几种。

（一）个体病例数据 Meta 分析

研究者直接从试验研究者处获得文献原始数据，进行单个病例数据的 Meta 分析，被称为个体病例数据（individual patient data，IPD）Meta 分析，高质量的 IPD Meta 分析被认为是医疗干预措施效果系统评价的金标准。IPD Meta 分析收集的是研究中每个受试者最原始的数据，而并不仅限于已发表的研究。

对个体患者资料进行 Meta 分析通常需要收集研究中涉及的个体患者的详细数据，以评估特定治疗或干预措施的效果。与常规 Meta 分析相比，此方式极大减少了常规 Meta 分析中常见的发表偏倚和异质性，尽可能保证数据的准确性和完整性，能够进行时间-事件分析，更新长期随访的数据，可以更方便地进行亚组分析和更复杂的多变量统计分析。受限于原始资料的获得方式和方法的复杂性，IPD Meta 分析需要更多的时间、资源和专业知识。

需要注意的是，由于这种方法涉及处理个体患者的敏感信息，研究人员必须采取严格的措施来保护数据安全和患者隐私，并对研究进行严格的伦理审查。

（二）前瞻性 Meta 分析

前瞻性 Meta 分析（prospective meta-analysis，PMA）是指在研究的结果尚未出来之前，先进行系统检索、评价、制订纳入标准与排除标准的一种 Meta 分析，是一种在进行研究设计时就明确计划要进行 Meta 分析的方法。

因为研究者在研究开始之前或者在研究进行中就已制订好计划，所以前瞻性 Meta 分析可以前瞻性地确定筛选标准，并事先确定统计分析方法，避免各研究间出现较大的差异，同时具有 IPD Meta 分析的优点。在开展 PMA 时，研究者需要在研究设计阶段就确定好研究的目的和问题，明确要收集的数据类型和指标，还需要制订合适的研究方案和数据收集计划。但 PMA 的研究者面临的问题是如何探寻正在进行的研究，并进行相关资料的收集。

（三）单组率的 Meta 分析

单组率的 Meta 分析是指对同一种干预在不同研究中的效果进行综合评价的方法。针对临床上常用的结局指标，如发病率、患病率、病死率、检出率、知晓率、感染率等，Meta 分析可以针对此类结局指标进行合并。这类 Meta 分析的结局指标多为单组率，因此，常被纳入横断面研究。单组率的 Meta 分析通常会计算和汇总各个研究中的效果估计值和可信区间，以得出对该治疗方法整体效果的评估。

对单组率的 Meta 分析而言，难点在于控制研究间异质性，因此，研究者多采用亚组分析和 Meta 回归等分析方式进行处理。当纳入的原始研究间的异质性无法用亚组分析解释时，则需要 Meta 回归来评估研究间异质性的大小及来源。

Meta 回归是一种用于探索不同研究特征与结果之间关系的方法。在 Meta 回归中，研究者会考虑各个研究的一些特征，如研究规模、研究质量等，通过回归分析来探讨这些特征与研究结果之间的关系。这种方法用于研究某些因素对研究结果的影响程度，从而更深入地理解研究结果的可靠性和稳定性。由于 Meta 回归本质上仍是一种回归，一般要求纳入研究的数量在 10 个以上。

（四）网状 Meta 分析

网状 Meta 分析（network meta-analysis）也被称为多重比较 Meta 分析，是一

种用于比较多个不同干预措施效果的统计方法。在评价两种不同干预措施的效果（安全性、有效性、接受性等指标），但找不到两者间开展直接比较的临床证据时，则可借助已开展的其他处理因素的相关临床试验和证据来预估待评价的两种干预措施的效能。网状 Meta 分析也属于间接比较 Meta 分析的一种，网状 Meta 分析可以纳入多个研究的干预措施，进行间接比较和分析，并对干预措施效果估计进行贝叶斯概率的风险排序。这些研究可以包括直接比较不同干预措施的研究，也可以包括对相同干预措施的不同研究。它不仅可以综合不同来源和不同研究设计的证据，还可以整合数据相关的复杂的参数函数。

网状 Meta 分析的比较方法包括直接比较和间接比较，直接比较是指在同一研究中比较两种不同干预措施的效果，而间接比较则是通过其他研究中的共同干预措施进行比较。通过直接比较和间接比较，网状 Meta 分析可以生成一个全面的治疗方法效果的比较网络。通过网状 Meta 分析，研究者可以更全面地了解多种治疗方法之间的相对效果，为临床决策提供更多的信息和依据。

（五）累积 Meta 分析

累积 Meta 分析是指将研究资料作为一个连续的统一体，按照一定的次序（如发表时间、样本量、研究质量评分等）序贯地添加到原有 Meta 分析中的一种方法，旨在随着新研究的不断增加而不断完善和调整之前的 Meta 分析结论。每纳入一个新的研究，就进行一次 Meta 分析。累积 Meta 分析是一种有益的研究方法，它可以不断跟踪和更新研究领域的最新进展，确保研究结论基于最全面和最新的证据。此方法可反映研究结果的动态变化趋势，评估单个研究对综合结果长期趋势的影响和结果稳定性，从而更好地指导实践和政策制定。另外，利用累积 Meta 分析的试验序贯分析（trial sequential analysis，TSA）方法，也可以预测累积到什么程度可使结果基本达到稳定。

（朱羽硕　李　洁）

参 考 文 献

[1] 詹思延, 王聪霞, 孙凤. 系统综述与 Meta 分析[M]. 北京： 人民卫生出版社, 2019.

[2] 鞠建庆, 李运伦, 李可建, 张杉杉. 基于系统评价的不稳定性心绞痛"热毒伤络"病机假说探讨[J]. 时珍国医国药, 2013, 24(11): 2744−2747.

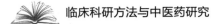
[3] 朱梅, 鞠建庆, 李运伦. 半夏白术天麻汤治疗痰湿壅盛型原发性高血压随机对照试验系统评价[J]. 山东中医药大学学报, 2014, 38(02): 105–108.

[4] PAGE M J, MCKENZIE J E, BOSSUYT P M, et al. The PRISMA 2020 statement: an updated guideline for reporting systematic reviews[J]. Systematic Reviews, 2021, 10(1).

[5] PAGE M J, MOHER D, BOSSUYT P M, et al. PRISMA 2020 explanation and elaboration: updated guidance and exemplars for reporting systematic reviews[J]. BMJ (online), 2021, 372: n160.

第九章

数据挖掘方法

社会的计算机化与功能强大的数据收集和存储工具的快速发展推动了数据的爆炸式增长。然而，这种数据的丰富性并没有带来相应的知识量，反而导致了"数据极度丰富而知识缺乏"的困境。为了从这些海量的数据中发现有价值的信息，并将其转化为有组织的知识，研究者急需功能强大且通用的工具。正是这种需求导致了数据挖掘的诞生。数据挖掘是一个充满活力、不断变化且年轻的领域，它推动数据时代快速跨入信息时代。

一、数据挖掘的概念

（一）数据挖掘的定义

数据挖掘一词起源于 KDD（knowledge discovery in database），即数据库中的知识发现，可以追溯到 20 世纪 80 年代末。它是一种多范围的交叉学科，包括数据库、数理统计、机器学习、深度学习、模式识别、复杂网络分析等。数据挖掘具有聚类、关联规则及预测等功能，可基于人工智能、统计学等技术高度自动化地分析数据，并进行归纳性推理，以帮助决策者做出正确的选择。其研究过程包括陈述问题、阐明假设、收集数据、预处理数据、评估模型、解释模型和得出结论等。

数据挖掘是从海量的、不完整的、有噪声的、模糊的、随机的、复杂的实际应用数据中，提取出隐含其中、事先未被人们获知却潜在有用的知识或模式的过程。此定义包含了三个要点：①挖掘的数据必须是大量、真实的；②挖掘到的新知识潜藏在数据之中，是从前未知甚至违背直觉的信息或知识；③挖掘到的知识是有实用价值和可实现的，常识性的结论、已被人们掌握的事实及无法实现的推测都是没有意义的。

与传统研究方法不同，数据挖掘是在事先没有进行研究设计或明确假设的情况下进行的。它既不是抽取所有数据，也不是完全不抽取数据，而是从中抽取隐含的、未知的、为人所需的、有可能的信息。通过对历史和当前数据的分析，数据挖掘可以帮助决策者提取隐藏在数据中的潜在关系和模式等，进而协助预测未来可能出现的状况和即将产生的结果。

（二）中医药与数据挖掘

中医药诊疗的优势在于其辨证论治的核心理念，即通过望、闻、问、切四诊获取所需的患者信息，再进行症状-疾病-证候-药物组合-方剂的思考和实践过程。在中医学悠久的发展史中，从诊断、辨证到组方等各环节积累了大量典籍、医案、验方、秘方等中医药文献资源。从信息学的角度来看，这些环节存在数量巨大、形式多样的数据信息，其中混杂有不规范数据或噪声数据，这使中医学相关数据呈现出非线性、模糊性、复杂性、非定量性等特征。

如何挖掘中医学中的宝藏，以帮助推动中医药防治慢性疾病和疑难疾病的研究进展是当前备受关注的热点。特别是在进行医疗信息化改革的当下，海量数据被聚集起来，形成医疗大数据，这更加凸显出了数据挖掘研究的重要性。2016年，国务院办公厅发布了《国务院办公厅关于促进和规范健康医疗大数据应用发展的指导意见》，全面深入开展医疗大数据应用被赋予了特别的重要性。因此，充分发挥大数据时代的信息优势，对于指导未来中医学研究具有重要意义。

（三）中医药大数据来源

中医药大数据主要有四个来源：①临床医疗数据，主要来源于医院的数据信息系统，如医院电子病历（electronic medical record，EMR）、影像存档和通信系统（picture archiving and communication systems，PACS）等，其中，EMR存储患者的诊疗数据，是中医药数据挖掘最主要的数据来源；②文本数据，主要来源于已发表的各种学术著作、期刊文献、学位论文、会议论文，以及传世的中医古籍、名家医案等；③临床研究数据，是各种临床研究进行过程中产生的数据集，其中，中医临床大队列研究、病例登记研究、药物上市监测等产生了大量数据，逐渐成为中医药大数据的重要来源；④中医表型组学数据，既涵盖了传统的中医临床特征，也包括了大量多组学信息。

二、数据挖掘的基本过程

数据挖掘的整个过程可以总结为三个阶段：数据准备阶段、数据挖掘阶段、结果的解释和评价阶段。

（一）数据准备阶段

在数据准备的过程中，研究者必须提取有用的信息，并将其转化为可供数据挖掘使用的格式。这包括以下几个步骤。

（1）数据清洗：无效数据清除、缺失值处理、数据表示标准化、异常值处理等。

（2）数据集成：整合不同来源的数据，消除数据冗余。

（3）数据规约：对数据进行简化，以减少数据挖掘期间的计算量和复杂度。

（4）数据转换：将数据转换为可供数据挖掘的标准格式，如对数据进行归一化、离散化、降维等。

（二）数据挖掘阶段

数据挖掘阶段是将各种算法和技术应用于数据中，以发现隐藏的模式、关系和规律。在这个阶段，研究者需要根据具体的问题和目标选择合适的数据挖掘算法，创建和训练模型。常见的数据挖掘算法包括广义线性回归、层次聚类、关联分析等。然后，使用某种手段对数据挖掘发现的模式进行度量和识别，对其有效性和可运用性进行评估，即按照某一种兴趣度度量以找出表示知识的真正有趣的模式。

（三）结果的解释和评价阶段

在这个阶段，研究者需要对挖掘结果进行解读，找到结果中的规律和趋势，以便后续的决策和应用。同时，还需要对结果进行评估，确定挖掘结果的准确性和可靠性，以确保结果能够真正地解决科学问题。

在理解数据挖掘过程的这三个阶段时，研究者应注意以下几点。第一，数据准备阶段会对数据挖掘结果产生直接影响，其质量的高低将影响后续的分析。因此，在这一阶段中，研究者需要花费足够的时间和精力对数据进行预处理。第二，在数据挖掘阶段，研究者要根据数据类型和实际问题选择合适的算法模型。第三，对于数据挖掘的结果，研究者需要结合研究背景和实际需求进行分析和解释。挖掘结果展示了关于数据的趋势和规律，但最终解释需要研究者综合考虑更多因素。第四，数据挖掘是一个迭代过程，研究者应该针对每一个阶段的结果进行反馈和调整，以提高数据挖掘的效率和准确性。第五，保证数据的隐私和安全在整个数据挖掘过程中至关重要，特别是在数据准备阶段，研究者需要对个人信息和敏感数据进行保护，以避免泄露和滥用。

三、数据预处理

真实世界数据往往受到噪声、缺失值和不一致数据的干扰。为了提高数据挖掘的质量，数据预处理技术应运而生。数据预处理旨在提高数据的准确性、完整性、一致性、时效性、可信性和可解释性。数据预处理工作通常占研究总工作量的 60%～70%。数据预处理包括数据清洗、数据集成、数据规约和数据转换等方法。

（一）数据清洗

1. 清除无效数据　在数据清洗阶段，研究者需要清除无效数据，这些无效数据可能是由数据采集过程中的错误或者数据源自身的问题导致的。清除无效数据是为了保证数据的质量和准确性。无效数据包括重复数据、错误数据、不完整数据等。

2. 处理缺失值　对于缺失值的处理有以下方法：①直接删除，删除包含缺失值的记录；②人工填写缺失值，该方法费时费力，不适用于大数据集和大量缺失的情况；③使用属性的中心度量（如均值或中位数）填充缺失值；④使用预测值插补缺失值，可以用多重插补、基于随机森林的插补、基于回归的插补等方法。

（二）数据集成与数据规约

1. 数据集成　数据集成是将不同来源的数据整合为一个数据集。通常，数据集成包括将不同数据源的数据进行拼接、合并、关联等操作，生成一个包含所有数据的数据集。

2. 数据规约　特征选择和维度规约是最常用的两种数据规约方法。特征选择是选择最有用的特征，将原始数据集中的特征降维，以减少数据挖掘过程中的计算量和复杂度，提高数据挖掘的准确性和效率。常用的特征选择方法有过滤式、包裹式、嵌入式、综合式等。维度规约是将高维度的数据转换为低维度的数据，从而减少数据集的维度，加速数据挖掘过程，又称降维。常用的维度规约方法有主成分分析（principal component analysis，PCA）、线性判别分析（linear discriminant analysis，LDA）、独立成分分析（independent component analysis，ICA）等。

（三）数据转换

数据转换是将原始数据转换为可用于数据挖掘的格式，以便进行数据分析和挖掘。数据转换通常包括以下几个方法。

（1）数据归一化：将数据转换为相同的尺度，以消除不同尺度的数据间的差异，如使用 Z 分数标准化将基因表达量在不同样本间进行归一化。

（2）数据离散化：将连续数据转换为离散数据，如将连续的身体质量指数变量离散为是否肥胖的二分类变量。

（3）数据表示规范化：针对编码使用不一致和数据表示不一致的问题，应该根据一致性规则、连续性规则和空值规则处理数据。例如，同义术语的规范，根据国际疾病分类 ICD-10 诊断，将"冠心病""冠状动脉粥样硬化性心脏病"统一规范为"冠状动脉粥样硬化性心脏病"。

四、数据挖掘的主要方法

数据挖掘的任务是从数据中发现新模式，可以分为描述性任务和预测性任务两类。描述性任务的目的是描述表征数据的一般特征，如应用关联分析探索名老中医处方配伍规律。预测性任务的目的是根据其他属性的变量值来估计一个特定属性的变量值，如通过中医证候特征建立中医客观化的诊断模型。依据预测变量类型的不同，预测性任务可分为回归任务和分类任务，回归任务的预测变量是连续的，分类任务的预测变量是离散的。当前中医药数据挖掘常涉及对机器学习（无监督机器学习和监督机器学习）、复杂网络分析、文本挖掘三个领域技术的综合应用。

（一）无监督机器学习

1. 关联分析　关联分析是一种数据挖掘技术，用于发现数据集中项之间的关联关系。它通过寻找频繁模式和推断关联规则来揭示实体或事物之间的相关性。频繁模式指的是数据集中频繁出现的模式，如项集、子序列和子结构。例如，同时在处方中频繁出现的药物（如麻黄和桂枝）形成了频繁项集。Apriori 算法是最常用、最经典的频繁项集计算算法。关联规则是基于频繁项集推断出的描述各项间关联性的规则。关联规则可以用如"X→Y"的蕴含式来表示，其中，X 和 Y 分别是关联规则的前项和后项。关联规则存在支持度（support）、置信度（confidence）、提升度（lift）三种基本度量。

（1）支持度是指一种频繁项集出现在数据集中的频率，即数据集中包含该频繁项集的事务数与数据集中总事务数的比值。

（2）置信度的计算方式为前项和后项同时出现的概率除以前项单独出现的概率。置信度反映了关联规则的普遍性，并说明在前项出现的情况下，后项出现的可能性。置信度的数值介于 0 和 1 之间，数值越高，表明规则越强。

（3）提升度是置信度除以后项单独出现的概率。提升度反映了关联规则是否对前项和后项独立有价值，如果一个关联规则的提升度大于 1，则说明前项和后项的关联是有价值的。

常用的关联分析工具包括中医传承辅助平台（商业软件）、IBM SPSS Modeler（商业软件）、arules（开源软件）、arulesViz（开源软件）、Apriori（开源软件）。

2. 聚类　聚类是一个把数据对象集划分成多个组或簇的过程，使得簇内的对象具有较高的相似性，但与其他簇中的对象很不相似。根据描述对象的属性值评估相异性和相似性，并且通常涉及距离度量。

聚类的方法主要有如下四种：①划分式聚类方法，以 K 均值（K-means）算法和 K 中心点（K-medoids）算法为代表，该类算法将数据集划分为互不相交的子集，通常是预先指定簇的数量，然后通过迭代优化来确定簇的中心和数据点的分配；②层次聚类方法，以自底向上聚合（agglomerative nesting，AGNES）算法为代表，该类算法将数据集构建为一个树形结构，每个节点都代表一个簇，从而形成一个聚类层次结构；③密度聚类方法，以密度聚类（density-based clustering，DENCLUE）算法为代表，该类算法通过计算每个数据点周围的密度来确定簇，可以自动识别任意形状的簇，并且对噪声点和离群点有很好的鲁棒性；④模型聚类方法，以高斯混合模型（Gaussian mixture model，GMM）和最大期望算法（expectation maximization algorithm，简称 EM 算法）为代表，该类算法假设数据由一个或多个概率分布生成，通过将给定的目标函数最大化或最小化，来确定聚类，通常使用最大期望算法或变分推断算法进行优化。

常用的聚类工具有 SPSS Statistics（商业软件）、IBM SPSS Modeler（商业软件）、tidymodels（开源软件）、facteoextra（开源软件）、mlr3（开源软件）、Scikit-learn（开源软件）。

（二）监督机器学习

监督机器学习是预测性任务的常用方法，通过从有标签的训练数据中推导出预测函数，从而实现对为未知标签样本的预测，如对中医证型的预测。常用的算法如下。

1. 逻辑回归（logistic regression）　逻辑回归，简称 Logistic 回归，是一种广义线性模型，主要用于建立因变量与一个或多个自变量之间的关系，常用于二分类问题。Logistic 回归模型的因变量是一个二元变量，通常表示为"0"或"1"，其中，"0"代表"不属于""无""否"等，"1"代表"属于""有""是"等。

Logistic 回归的基本思想是通过寻找一个最佳的拟合函数来描述因变量与自变量之间的关系。这个拟合函数是一个逻辑函数，也被称为 sigmoid 函数，可以将任意实数映射到［0，1］区间内。在二分类问题中，这个函数可以被解释为预测一个事件发生的概率。具体来说，给定一个自变量向量，Logistic 回归模型首先通过线性组合计算出一个实数值，然后将这个实数值通过 sigmoid 函数转换为［0，1］之间的概率值，表示因变量取 1 的概率。因此，Logistic 回归模型可以被解释为一个概率模型，其输出为一个概率值。

Logistic 回归属于基础算法，推荐使用 SPSS Statistics（商业软件）、tidymodels（开源软件）、mlr3（开源软件）、Scikit-learn（开源软件）进行建模。

2. 决策树　决策树模型是一种基于树形结构进行分类和预测的机器学习模型。它通过将数据集递归地分成不同的子集，每个子集对应树的一个节点，从而构建树形结构。每个节点对应一个属性，而每个分支对应该属性的一个取值，叶子节点对应最终的分类结果。

目前，根据不同算法，有多种决策树计算方法。下面介绍五种常见的决策树算法。

（1）ID3（iterative dichotomiser 3）算法：ID3 算法是最早的决策树算法之一，它使用信息增益来选择最优特征进行分裂。该算法的缺点是容易过拟合，并且对于缺失值的处理较为困难。

（2）C4.5/C5.0 算法：C4.5 算法是 ID3 算法的改进版，它使用信息增益比来选择最优特征进行分裂。该算法对于缺失值的处理更为优秀，并且引入了剪枝技术来避免过拟合的问题。C5.0 算法是 C4.5 的改进版，在大数据集方面的性能更强。

（3）分类回归树（classification and regression tree，CART）算法：CART 算法是决策树算法中比较流行的一种，它可以用于分类和回归问题。该算法使用基尼指数来选择最优特征进行分裂，它的优点在于生成的决策树具有较好的泛化能力。

（4）卡方自动交互检测（chi-squared automatic interaction detector，CHAID）算法：CHAID 算法是一种用于分类问题的决策树算法，它使用卡方检验来选择最优特征进行分裂。该算法对于分类问题效果较好，但是对于连续属性和缺失值的处理不太友好。

（5）多元自适应样条回归（multivariate adaptive regression splines，MARS）算法：MARS 算法是一种基于样条函数的回归和分类算法，它可以生成具有高度非线性特征的决策树。该算法的优点在于可以处理连续和离散特征，且不需要进行特征选择。

这些算法在实际应用中都有自己的优缺点，研究者需要根据具体问题进行选择。例如，对于分类问题，如果数据集有许多连续型特征，则 MARS 算法可能比其他算法更为适合；如果数据集有许多缺失值，则 C4.5 算法性能更强。常用的决策树建模工具有 SPSS Statistics（商业软件）、IBM SPSS Modeler（商业软件）、tidymodels（开源软件）、rpart（开源软件）、mlr3（开源软件）、Scikit-learn（开源软件）。

3. 贝叶斯网络　贝叶斯网络是一种概率图模型，又称信度网络，用于表示变量之间的依赖关系和概率分布。贝叶斯网络可以被描述为一个有向无环图。在贝叶斯网络中，每个变量都表示一个节点，变量之间的依赖关系表示为有向边，而父节点表示影响该变量的其他变量。每个节点都有一个概率分布，表示在给定父节点的条件下，该节点取不同值的概率。在分类任务中，研究者需要根据已知的特征预测某个未知的类别。贝叶斯网络就是利用已知特征和概率理论来计算未知类别的概率。

常用于贝叶斯网络分类的工具有 bnlearn（开源软件）、catnet（开源 R 包）、pgmpy（开源软件）、Scikit-learn（开源软件）。

（三）复杂网络分析

复杂网络（complex network）是指具有自组织、自相似、吸引子、小世界和无标度（或部分）性质的网络。生物分子相互作用网络、临床症状共现网络、社会人际关系网络都可以被视为复杂网络。这种网络不同于随机网络，它具有大规模网络图结构的拓扑特征，其特征可以总结如下。

（1）尺度无关性（scale-free）：复杂网络中节点度数分布的幂律特征表现为少数节点的度数极高，而大多数节点的度数相对较低。这种幂律分布的特征使得网络在增大规模时，具有尺度无关性，即网络的局部结构与整体结构具有相似性。

（2）聚集性（clustering）：复杂网络中的节点往往会聚集在一起，形成高度相互连接的群体，这些群体被称为社团（community），并且社团内部的节点之间的连边密度比不同社团的节点之间的连边密度高得多。

（3）小世界特性（small-world）：复杂网络的节点之间通常存在较短的路径，也就是所谓的"六度分隔理论"，这种性质被称为小世界特性。这种特性使得复杂网络的节点之间的信息传递具有高效性。

（4）高同配性（assortativity）：复杂网络的节点之间的连接往往倾向于同类节点连接，即具有相似性质和特征的节点之间连接的概率更高。这种同配性的特征可以使网络中的节点形成一些特定的群体或者社区。

（5）鲁棒性（robustness）：复杂网络具有很高的鲁棒性，即它们能够经受住节点的随机或有目的的攻击、节点或边缘的删除，以及节点或边缘的添加等干扰，而网络的全局性质仍能保持不变。

复杂网络的这些特点使复杂网络成为模拟和分析生物学、医学、计算机和社会学等学科中各种复杂系统的重要工具。在中医药领域的研究中，辨证论治所涉及的"症状""体征""中药""治法""病因"等多种概念可以抽象为网络中的节点，而概念间的关系可以抽象为网络中的边，从而将辨证论治过程表述为复杂网络。常见的中医药复杂网络形式有"症状共现网络""中药相似性网络""中药-疾病网络"等。

常用的复杂网络分析与可视化工具有 Cytoscape（开源软件）、igraph（开源软件）、NetworkX（开源软件）、Pajek（免费软件）、Gephi（开源软件）等。

（四）文本挖掘

文本挖掘（text mining），也被称为文本数据挖掘，指从大量的非结构化或半结构化文本数据中发掘知识、信息和模式的过程。文本挖掘结合了自然语言处理、信息检索、机器学习等多个领域的技术和方法，通过分析和理解文本中的内容和结构，从中提取出有用的信息和知识。

常用的文本挖掘工具有 tm、jiebaR、tidytext、bibliometrix、Scikit-learn，这些工具均为开源免费。其中，jiebaR 主要用于分词任务，而 bibliometrix 主要用于文献计量学分析，两者均是基于 R 语言开发的工具。

五、数据挖掘在中医药研究中的应用

（一）探索处方规律

当两种中药或穴位在处方集中反复出现，我们可以理解为这两种中药或穴位之间存在一定的配伍关系，这通常是描述性数据挖掘任务之一。常用的数据挖掘方法有关联分析、聚类分析、网络聚类、网络社区发现等方法。

举例 1：杨雯晴等应用数据挖掘方法分析治疗头痛方剂的组方规律。该研究纳入了《中国方剂大辞典》中共 315 首有关"头痛"治疗的方剂。研究者采用 apriori 算法进行关联分析，支持度设为 20（表示至少在 20 首方剂中出现），置信度设为 0.6，得到常见药对 39 个，并建立起中药之间的关联网络（图 9-1）。

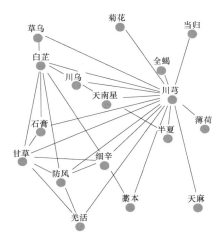

图 9-1　头痛方剂的组方规律网络图

举例 2：王怡斐等采用相似性网络技术挖掘丁书文教授治疗冠心病的处方用药规律（图 9-2）。研究者从门诊医院管理系统（hospital information system，简称 HIS 系统）中提取了 8689 个丁书文教授治疗冠心病的处方，并采用 Jaccard 系数来衡量药物之间的相似性，从而构建处方相似性网络。通过 BGLL 算法识别出网络社团，并使用分层网络和 RR 进一步识别每个网络社团中的核心中药和特色中药。最终，研究得出了丁教授治疗冠心病的四个主要类方。

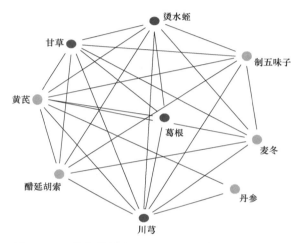

图 9-2　丁书文教授治疗冠心病处方用药规律网络图

（二）建立中医诊断模型

利用监督机器学习算法可以建立中医证型的诊断模型，从而促进中医辨证论治的客观化。常用的方法包括决策树、神经网络、Logistic 回归等。

举例：田艳鹏等利用决策树和神经网络联合建立了高血压痰湿壅盛证诊断模型（图 9-3）。该研究纳入了 385 例古籍医案和 78 例高血压临床病历资料，分别按照辨证归类为痰湿壅盛证 253 例，非痰湿壅盛证 210 例。剔除出现频率小于 10% 的证候因子后，采用主成分分析来选择特征变量，最终选取 35 个证候因子构建决策树模型。在四种不同算法中，采用 C5.0 算法对高血压痰湿壅盛证判断准确率达到了 93.74%，优于其他三种算法。在选定的 35 个特征变量中，选择七种中医属性（头重昏蒙、呕恶、多痰涎、胸满闷、苔白腻、精神倦怠、痞满）作为决策树的根节点，这与中医辨证思路相符。研究还发现，在综合考虑四个类证方法各自筛选出的证候属性后，头重昏蒙、呕恶、多痰涎、苔白腻是具有共性的四诊信息。

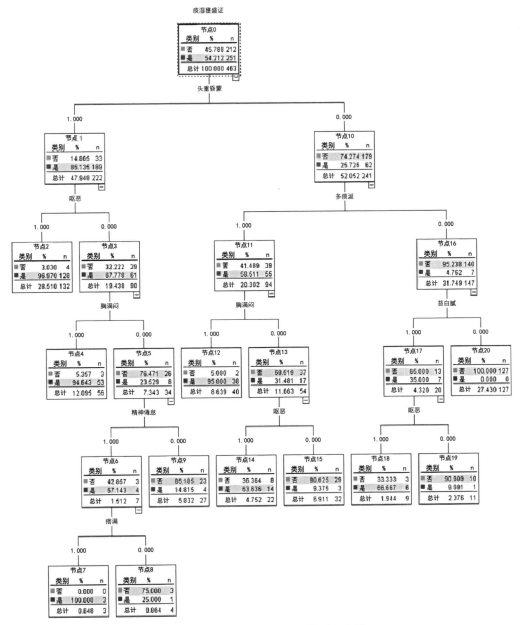

图 9-3　C5.0 算法的决策树模型示意图

（三）识别中医证候

与建立中医诊断模型不同，识别中医证候是一个无监督的任务。其目的是根据某些中医证候特征判断未知人群的证型分布，是一项基于中医理论指导的任务。常用的算法包括聚类分析、潜变量分析、主成分分析及因子分析等。这些算法通过对数据的处理和分析，发现和挖掘出不同证候之间的相似性和差异性，从而对证型进行分类和识别。

举例：张世君等采用因子分析和聚类分析研究了正常高值血压人群的中医证候（图9-4）。该研究纳入国家高血压中医临床基地社区的999例患者进行筛查，获取了正常高值血压人群的四诊信息，并对阳性临床症状及体征进行了统计分析。在频数分析的基础上，首先对高频数项目进行因子分析，发现正常高值血压的主要证候要素是阳亢、痰湿、阴虚和阳虚，病位在肝、肾和脾。随后，研究者选择离差平方和法（Ward法）进行层次聚类分析，绘制出了症状群的谱系图。根据系统聚类结果和专业知识，将四诊信息划分为五类最符合统计学要求与临床实际情况。因为第四类症状群包括了头痛和头晕，这两个症状是不同证型的正常高值血压人群的共同表现，所以暂不予判定证型。余下的四种证型初步确定为痰湿壅盛证、肾阳虚证、阴虚阳亢证和肝火炽盛证。

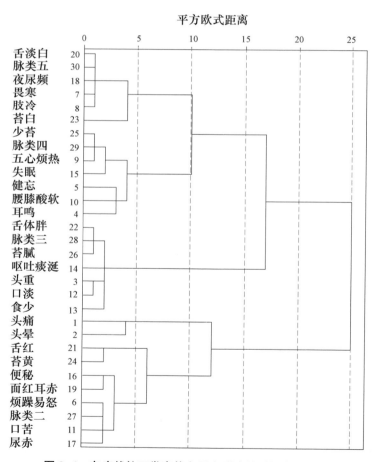

图9-4　有症状的正常高值血压人群症状群聚类谱系图

（四）建立知识图谱

在中医药领域，文本挖掘技术与知识图谱技术常联合用于中医药知识的整理与发现。研究者常利用文本挖掘技术从中医古籍、名医医案、临床病历、期刊文献等文本资料中提取知识实体与关系，组成知识三元组，构建知识图谱。大型图数据库为知识图谱的储存提供了场所，图算法为中医药新知识的发现提供了工具。

举例：王阶教授团队以中华中医药学会心血管病分会发布的《冠心病稳定型心绞痛中医诊疗指南》为数据源，构建了冠心病稳定型心绞痛中医诊疗知识图谱，并实现了知识图谱的图数据库查询功能，为中医的标准化和规范化诊疗提供了一种可参考的新范式（图 9-5）。

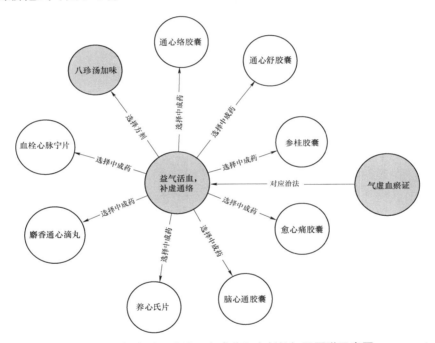

图 9-5 证候类型、治法、中成药和方剂的知识图谱示意图

（胡渊龙 王怡斐）

参 考 文 献

[1] 周志华. 机器学习[M]. 北京: 清华大学出版社, 2016.

[2] KOLACZYK E D, CSÁRDI G. Statistical Analysis of Network Data with R: 65[M]. New York,

NY: Springer New York, 2014.

[3] 杨雯晴, 李运伦, 丁学义, 等. 基于数据挖掘的治疗头痛方剂药物规律分析[J]. 中国中医基础医学杂志, 2014, 20(02): 231−234.

[4] 王怡斐, 郇家铭, 焦华琛, 等. 基于相似性网络技术挖掘丁书文教授治疗冠心病的处方用药规律[J]. 世界科学技术−中医药现代化, 2021, 23(11): 3918−3925.

[5] 张世君, 齐冬梅, 李运伦, 等. 基于因子分析和聚类分析的正常高值血压人群中医证候研究[J]. 中医杂志, 2016, 57(20): 1759−1763.

[6] 田艳鹏, 丁学义, 朱羽硕, 等. 基于决策树和神经网络的高血压病痰湿壅盛证诊断模型研究[J]. 中华中医药杂志, 2018, 33(08): 3579−3584.

[7] 何伟. 大数据时代与中医药学术创新[J]. 中医杂志, 2014, 55(23): 1981−1984.

[8] 刘金垒, 惠小珊, 张振鹏, 等. 基于中医诊疗指南的冠心病知识图谱构建[J]. 中国实验方剂学杂志: 1−10.

[9] WU W T, LI Y J, FENG A Z, et al. Data mining in clinical big data: the frequently used databases, steps, and methodological models[J]. Military Medical Research, 2021, 8: 1−12.

第十章

专家咨询法（Delphi 法）

在临床工作中，研究者很有可能需要去构建一个评价体系来评估病情，例如，在 ICU 中如何去评价一个产科患者病情的严重程度？有人说用急性生理与慢性健康评分 Ⅱ（Acute Physiology and Chronic Health Evaluation，APACHE Ⅱ），但是对于年龄相仿的产妇来说，这个评分的区分度不够高，可是目前又没有明确针对产妇病情严重程度的评分体系，那么，该如何设计一个这样的评分体系呢？这时候就会用到专家咨询法。

一、Delphi 法的基本概念

专家咨询法又被称为德尔菲法（Delphi 法）。德尔菲（Delphi）原是古希腊的一座城市，是传说中可预卜未来的阿波罗神殿所在地，因阿波罗神殿而驰名，由于阿波罗拥有高超的预测未来的能力，故德尔菲成了预测、策划的代名词。Delphi 法是在 20 世纪 40 年代由赫尔默（Helmer）和戈登（Gordon）首创。1946 年，美国兰德公司为避免集体讨论存在的屈从于权威或盲目服从多数的缺陷，首次用这种方法进行定性预测，后来该方法被迅速广泛采用。20 世纪中期，美国政府执意发动朝鲜战争，兰德公司提交了一份预测报告，预告这场战争必败，美国政府完全没有采纳该报告的意见，结果一败涂地。由此，Delphi 法逐渐受到各国学者关注，并日益得到广泛认可。

该研究方法采用匿名的方式征求专家的意见，经过多轮反复的咨询、归纳和修改，汇总成专家趋于一致的意见。正因如此，该方法具有广泛的代表性、适用性和可靠性。Delphi 法作为一种主观的定性研究方法，广泛地应用于各行各业，在各种评估指标体系的建立和具体指标的确定过程中被大量使用。

二、Delphi 法的特点

Delphi 法本质上是一种反馈匿名函询法。其大致流程是：对于所要预测的问题，研究者在征得专家的意见之后，进行整理、归纳、统计，再匿名反馈给各位专家，再次征求意见，再集中，再反馈，直至得到一致的意见。

由此可见，Delphi 法是一种利用函询形式进行的集体匿名思想交流的过程。它有三个明显区别于其他专家预测方法的特点，即匿名性、反馈性、统计性。

1. 匿名性　因为在采用这种方法时，所有专家组成员不直接见面，只是通过函件交流，这样就可以消除权威的影响，这也是该方法的主要特征。匿名是 Delphi 法极其重要的特点，从事预测的专家不知道有哪些人参加预测，他们是在完全匿名的情况下传递思想。后来，随着研究的需要，改良 Delphi 法则允许专家开会进行专题讨论。

2. 反馈性　该方法需要经过三至四轮的信息反馈，在每次反馈中，调查组和专家组都可以进行深入研究，使最终结果基本能够反映专家的想法和对信息的认可，因此，结果较为客观、可信。在改良 Delphi 法中，小组成员通过回答组织者的问题来实现信息交流，一般要经过若干轮反馈才能完成预测。

3. 统计性　以往典型的专家会议法是反映多数人的观点，少数派的观点至多被概括地提及一下，但是这并没有表示出小组成员有不同意见的状况。而 Delphi 法的统计回答却不是这样，它报告一个中位数和两个四分位数，其中一半观点落在两个四分位数之内，另一半观点落在两个四分位数之外。这样，每种观点都包含在这样的统计中，避免了专家会议法只反映多数人观点的缺点。

此外，Delphi 法的专业性强。该方法充分利用专家的经验和学识进行预测，已经成为一种有效的判断预测法。Delphi 法既能发挥专家们的集体智能，又可以避免专家会议法的缺点。背靠背地发表意见，可以把心理因素的影响降低到最低限度，然后将各个专家的不同意见进行分类处理，经反复多次征询、分析处理，最后形成比较客观的预测结果。Delphi 法避免了召集相关人员的花费，同时还可以获得来自各地的专家的信息。对于解决有困难、有争论和带有感情色彩的问题，这种方法的研究结论更加真实有效。

Delphi 法能对大量非技术性且无法定量分析的因素进行概率估算。但因为专家评价的最后结果建立在统计分布的基础上，所以具有一定的不稳定性。不同的专家群体，其直观评价意见和协调情况不可能完全一样，这是 Delphi 法的主要不足之处。另外，Delphi 法过程比较复杂，花费时间较长。当研究需要进行快速决策时，这种方法通常是行不通的。

三、Delphi 法的构成要素

Delphi 法有三个组成要素：协调人、一系列与决策问题有关的专家、一套特制的征询调查表和程序。

其中，协调人一般也是研究的发起方，作为全流程管理者，其主要工作有以下几方面。

（1）确定要咨询的问题。研究者提出的问题要明确，确保问题具备可操作性。

（2）遴选专家。选择合适的专家是研究成功的关键。专家是指对所要预测的问题有一定的专业知识、有丰富的经验、能为解决预测问题提供某些较为深刻见解的人员。专家一定要有代表性，一方面，应根据预测所涉及的领域去选择有关的专家；另一方面，还要考虑到专家所属的部门和单位的广泛性。这样可以代表不同的意见，相互启发，使认识向正确的方向统一。专家人数要视预测问题的规模而定，一般以 10～15 人为宜。若人数太少，则学科的代表性受到限制，并缺乏权威性，影响预测精度；反之，人数太多，则组织较困难，但对于一些重大问题，人数也可扩大到 100 人以上。在确定专家人数时，即使专家同意参加该项目研究，也会由于种种原因而不一定每轮必答，有时甚至中途退出。因此，在预选专家时，应适当多选一些专家，以留有余地。

（3）提供咨询调查表。在每轮征集时，研究者须向专家提供咨询调查表，并向专家说明程序、方法、对咨询答复的保密措施及其他事项。随着电子信息技术的不断发展，电子咨询调查表因其简便、快捷、经济等特点，已逐步取代邮寄传统问卷的咨询方式。

（4）收集、归纳、综合、整理。对于征集到的专家答复，研究者要客观、真实地将其综合成简明的文字描述和图表，并可用统计学方法表示意见的分布状况。

（5）反馈调查结果，进行下一轮的意见再咨询。

（6）提出预测报告或者决策意见。

专家们的工作是填写咨询调查表，在第二轮向他们反馈的咨询结果中，有他们自己的见解，其他的见解属于谁，他们并不知道。他们可以修改自己的看法，也可以说明坚持原来看法的理由。

四、Delphi 法的研究流程

在 Delphi 法的实施过程中，始终有两方面的人在活动，一是研究者，二是被遴选出来的专家。Delphi 法的工作流程大致可以分为四轮，在每一轮中，研究者与专家都有各自不同的任务。

1. 开放式的第一轮调研

（1）研究者发给专家的第一轮调查表是开放式的，不带任何条框，只提出预测问题，请专家围绕预测问题进行答复。如果限制太多，会漏掉一些重要事件，影响后续研究结论。

（2）研究者汇总并整理专家调查表，归并同类事件，排除次要事件，用准确术语提出一个预测事件一览表，并作为第二轮调查表发给专家。

2. 评价式的第二轮调研

（1）专家对第二轮调查表所列的每个事件作出评价。例如，说明事件发生的时间、争论问题和事件或迟或早发生的理由。

（2）研究者统计并处理第二轮专家意见，整理出第三轮调查表。第三轮调查表包括事件、事件发生的中位数和上下四分位数，以及事件发生在四分位数外侧的理由。

3. 重审式的第三轮调研

（1）研究者发放第三轮调查表，请专家重审争论点。

（2）专家对上下四分位数外的对立意见进行评价。

（3）专家给出新的评价（尤其是意见在上下四分位数外的专家，应重述自己的理由）。

（4）专家如果修正自己的观点，也应叙述改变理由。

（5）研究者回收专家们的新评论和新争论点，与第二轮类似，统计中位数和上下四分位数。

（6）研究者总结专家观点，形成第四轮调查表，其重点在争论双方的意见。

4. 复核式的第四轮调研

（1）研究者发放第四轮调查表，专家再次评价和权衡，作出新的预测。是否要求作出新的论证与评价，取决于研究者的要求。

（2）研究者回收第四轮调查表，计算每个事件的中位数和上下四分位数，归纳并总结各种意见的理由及争论点。

经典的 Delphi 法共有上述四轮。在大部分场合中，经过几次信息反馈就能得到协调程度较高的结果。一般的经验是经过连续几轮调查，小组评价趋于集中。通常在第二轮，小组成员对每一事件的评价有较大的差别。但是，后来由于信息资料的传递和小组成员相互影响，小组成员会提出更改评价的理由，后几轮的评价就趋向于更理想的结果了。

值得注意的是，并不是所有被预测的事件都要经过四轮。有的事件可能在第二轮就达到统一，而不必在第三轮中出现；有的事件可能在第四轮结束后，专家对各事件的预测也不一定都达到统一。不统一的事件也可以用中位数与上下四分位数来作结论。事实上，总会有许多事件的预测结果是不统一的。

五、调查表的设计及制订

调查表是 Delphi 法的主要研究工具。Delphi 法的调查表与通常的调查表有所不同，通常的调查表只向被调查者提出问题，要求回答，而 Delphi 法的调查表不仅要提出问题，还兼有向被调查者提供信息的责任，它是团队成员交流思想的工具。

研究者在制订调查表时，需要注意以下问题。

（1）对 Delphi 法进行简要的说明。为使专家全面了解情况，调查表一般应有前言，用以简要说明决策或预测的目的、任务，以及专家应答在决策或预测中的作用。同时，还要对 Delphi 法进行扼要说明，因为 Delphi 法并不是人尽皆知的，即使有些专家接触过此法，也难免有某些误解。

（2）问题要集中，避免组合问题。问题要集中并有针对性，以便研究者将各个事件构成一个有机整体。要将问题按等级排队，先整体后局部。在同类问题中，先简单，后复杂，这样由浅入深排列，易于引起专家回答问题的兴趣。如果一个事件包括两个方面，一方面是专家同意的，另一方面是专家不同意的，就会使专家产生困惑而影响答复结果。

（3）用词要确切。所列问题应该含义明确，不能模糊，在问题的陈述上要避免使用含义不明确的字眼。但是对于医学术语，研究者可在专业化的基础上附加通俗化解释，保证不同知识背景的人，特别是患者代表，能准确理解。在研究开始前，研究者可借助临床实践对指标进行可理解性检测，不断收集反馈和理解偏差，从而对表述进行修改和完善，必要时可邀请语言专家参与问卷设计。对于西医专家，研究者可将对中医术语的解释转化为其擅长的西医语言。非专业术语使用优先于专业术语使用，可提高问答的可理解性，减少完成时间，提高研究效率。

（4）要简化调查表，限制问题的数量。调查表应有助于专家作出评价，使专家把主要精力用于思考问题，而不是用在理解复杂混乱的调查表上。对于调查表的回答要求，最好是以"√"或填空的方式列出。调查表还应留有足够的空间，以便专家阐述自己的意见和论证。问题的数量不仅取决于回答要求的类型，同时还取决于专家可能作出回答的上限。如果只要求作出简单回答，问题的数量可适当多些，如果问题比较复杂，则数量可适当少些，但是没有严格的界限。根据经验，一般认为问题数量以 25 个为宜。

（5）不应强加研究者的意见。在 Delphi 法的进行过程中，在任何情况下或任何一轮，研究者都不能将自己的意见列入调查表中。在专家讨论时，研究者不应介入，否则就有把预测结果歪曲到符合研究者观点的风险。

（6）设置开放性问题。为防止遗漏重要指标，研究者应在问卷中设置开放性问题，以便补充指标信息或反馈建议。

六、Delphi 法常用的统计方法

Delphi 法常用百分数、算术均数、几何均数、中位数、四分位数、满分频率、等级和、变异系数、统计表、统计图等来进行数据统计。常用统计方法包括四分位

法、平均值-方差法和直方图。

（1）四分位法。在 Delphi 法的数据统计中，常用中位数表示专家评价的协调结果，用上下四分位数表示专家意见的分散程度。

（2）平均值-方差法。在 Delphi 法的数据统计中，常用方案的评分值表示方案的优劣程度，专家根据上一轮评价结果的平均值和方差修改自己的意见，使意见离散程度越来越小，逐渐趋于一致。

（3）直方图。结构预测结果和状态预测结果均可用直方图表示。

七、Delphi 法的优点与缺点

Delphi 法与常见的召集专家开会、通过集体讨论、得出一致预测意见的专家会议法既有联系又有区别。Delphi 法能发挥专家会议法的优点，既能充分发挥各位专家的作用，集思广益，准确性高，还能把各位专家意见的分歧点表达出来，取各家之长，避各家之短。同时，Delphi 法又能避免专家会议法的缺点：权威人士的意见影响他人的意见；有些专家碍于情面，不愿意发表与其他人不同的意见；出于自尊心而不愿意修改自己原来不全面的意见。

Delphi 法的主要缺点是：缺少思想沟通交流，可能存在一定的主观片面性；少数人的意见容易被忽视，可能导致预测的结果偏离实际；存在研究者主观影响。

八、Delphi 法的应用举例

李坤在广泛搜集古今医案、文献的基础上，系统整理与高血压肝阳上亢证相关的四诊词条及生物标志物，构建备选条目池，借鉴专家知识与临床经验，以 Delphi 法专家问卷结合临床小范围预调查对条目进行筛选，初步制成高血压肝阳上亢证宏微观信息融合的诊断量表（第一版）；借助各类统计学方法对临床流行病学统计结果进行全方位综合筛选，制成高血压肝阳上亢证宏微观信息融合的诊断量表（第二版）。在此基础上，张传文通过文献检索，从中医证候指标、理化指标、安全性指标、生存质量指标、治疗结果及预后指标等六个维度对高血压肝阳上亢证的疗效评价进行分析，并采用文献检索结合 Delphi 法，确立了高血压肝阳上亢证的疗效评价体系。

（滑　振　朱羽硕）

参 考 文 献

[1]　马俊. 决策分析[M]. 对外经济贸易大学出版社, 2011.01: 174-184.

[2]　简春安. 社会工作研究方法（下）[M]. 华东理工大学出版社, 2018.07： 114-117.

[3]　张俊华, 王海南. 临床评价核心指标集研究方法与实践[M]. 上海科学技术出版社, 2021.08：92-97.

[4]　张传文. 高血压病肝阳上亢证宏微观信息融合的疗效评价指标体系的探索[D]. 山东: 山东中医药大学, 2021.

[5]　李坤. 高血压病肝阳上亢证宏微观信息融合的诊断模型的探索[D]. 山东: 山东中医药大学, 2021.

第十一章

临床研究的伦理审查概述

　　临床研究的伦理审查是确保研究道德性和合法性的重要环节。近年来，随着循证医学的发展，临床研究的数量不断增加，这对医务工作者和研究者提出了更高的要求。他们不仅需要在诊疗活动中遵循理论学原则，还需要在临床研究的各个环节，包括设计、实施、分析等方面，充分保障研究参与者的权益和福祉，平衡风险和利益，以促进医学研究健康发展。

一、伦理审查的必要性

　　研究参与者直接参与到临床研究中，并为该研究作出自己的贡献，因此，研究者有责任且必须确保参与者的合法权益、安全性和健康得到保障。这种保障不仅出于对科学性和社会利益的考虑，更是进行临床研究的基本原则之一。

　　为规范临床研究行为，各国均出台了相应的法律法规，强调遵守伦理原则，保障研究参与者的合法权益。世界医学会的《赫尔辛基宣言》（2013 版）、国际医学科学组织理事会（Council for International Organizations of Medical Sciences，CIOMS）发布的《涉及人的健康相关研究国际伦理指南》（2016 版），以及我国的《药物临床试验质量管理规范》（2020）与 2016 年颁布的《涉及人的生物医学研究伦理审查办法》（以下简称 2016 版《伦理审查办法》），均制定了人体生物医学研究的伦理标准和科学标准。上述法规要求机构伦理委员会须对本机构涉及人的生物医学研究和相关技术应用项目进行伦理审查和监督，评价研究参与者承受的风险与获得的益处，维护研究参与者的尊严，确保不会将研究参与者暴露于不合理的危险之中。研究者在学术期刊发表涉及人的生物医学研究项目的成果时，均应出具该研究项目经过伦理审查批准的证明文件。

　　2023 年 2 月，国家卫生健康委员会、教育部、科技部、国家中医药管理局联合颁布了《涉及人的生命科学和医学研究伦理审查办法》（以下简称 2023 版《伦理审查办法》）。该办法经国家科技伦理委员会审议通过，成为当前我国医疗卫生机构、高等学校、科研院所等开展涉及人的生命科学和医学研究伦理审查的重要指导文件。

二、伦理审查的原则

相较于 2016 版《伦理审查办法》，2023 版《伦理审查办法》将原有的"涉及人的生物医学研究"的范围扩大为"涉及人的生命科学和医学研究"，即指以人为受试者或者使用人（统称研究参与者）的生物样本、信息数据（包括健康记录、行为等）开展的研究活动，包括采用物理学、化学、生物学、中医药学等方法对人的生理、病理、病因、病机、转归、治疗、康复等进行的研究，或采用新技术、新产品在人体的开展的试验研究，或采用流行病学、社会学、心理学等方法收集、记录、使用、报告或者储存有关人的涉及生命科学和医学问题的生物样本、信息数据（包括健康记录、行为等）等科学研究资料的活动。

2023 版《伦理审查办法》规定，上述研究必须有科学价值和社会价值，遵循国际公认的伦理准则，并符合以下基本原则。

（一）控制风险

该条目为 2023 版《伦理审查办法》的新增条目，要求研究的科学价值和社会价值不得超越对研究参与者人身安全与健康权益的考虑。研究风险受益比应当合理，使研究参与者可能受到的风险最小化。

（二）知情同意

相比于 2016 版《伦理审查办法》，2023 版《伦理审查办法》将"尊重和保护受试者参加研究自主决定权"，扩增为"尊重和保障研究参与者或者研究参与者监护人的知情权和参加研究的自主决定权"，不仅扩大知情范围，还着重强调"不允许使用欺骗、利诱、胁迫等手段使研究参与者或者研究参与者监护人同意参加研究，允许研究参与者或者研究参与者监护人在任何阶段无条件退出研究"。

（三）公平公正

2023 版《伦理审查办法》首次将"公平公正"作为明确原则列出，强调"应当公平、合理地选择研究参与者，入选与排除标准具有明确的科学依据，公平合理分配研究受益、风险和负担"。

（四）免费和补偿、赔偿

关于"免费和补偿"，2023 版《伦理审查办法》规定，"对研究参与者参加研究不得收取任何研究相关的费用，对于研究参与者在研究过程中因参与研究支出的合理费用应当给予适当补偿"。关于"赔偿"，2023 版《伦理审查办法》规定，"研究参与者受到研究相关损害时，应当得到及时、免费的治疗，并依据法律法规及双方约定得到补偿或者赔偿"。

应当注意，在劳务报酬方面，报酬金额应符合相关规定，报酬金额或提供的医疗服务不应过多，以免诱导研究参与者参加，或研究参与者不是根据自己的最佳判断而自愿参加试验。

（五）保护隐私权及个人信息

该条目从"保护隐私"扩大至"个人信息"范畴，要求研究者必须做好研究参与者的隐私权保护工作，研究者有义务如实告知研究参与者其个人信息的收集、使用、保密等情况，并征得其许可。任何研究参与者的资料均属于保密材料，全体参与研究的人员均有保护研究参与者信息安全的责任，任何人不得擅自将上述信息外泄。

（六）特殊保护

对于特殊人群的保护一直是伦理审查的重点工作。若研究参与者为无民事行为能力人或者限制民事行为能力人，研究者应当获得其监护人的书面知情同意。在获得其监护人同意的同时，研究者还应该在研究参与者可理解的范围内告知相关信息，并征得其同意。2023 版《伦理审查办法》在原有"儿童、孕妇、智力低下者、精神障碍患者"的基础上，将"产妇、老年人"纳入保护范畴，同时提出"对涉及受精卵、胚胎、胎儿或者可能受辅助生殖技术影响的，应予以特别关注"。

三、伦理审查的要求

（一）审查方案的科学性与社会价值

2023 版《伦理审查办法》要求将"研究应当具有科学价值和社会价值，不得违反国家法律法规，遵循国际公认的伦理准则，不得损害公共利益"作为审查的重点之一，更加注重人的价值。

根据临床研究设计类型的不同，伦理审查的要求也不尽相同，如干预性临床研究是伦理审查的重点，包括研究药物或新技术的安全性及有效性、干预方式、对照组的干预方式、研究参与者的权益等问题，均须逐一描述清晰。

（二）审查研究参与者的权益保障

2023 版《伦理审查办法》规定的伦理审查委员会批准研究的基本标准中的第二点即为"研究参与者权利得到尊重，隐私权和个人信息得到保护"，因此，研究者应在研究前充分考虑，做好信息采集、储存、保密的相关措施。同时，在撰写知情同意书时，应确保规范、有效，应当包含充分、完整、准确的信息，并以研究参与者能够理解的语言文字、视频图像等形式进行表述，不可避重就轻或存在误导性。

例如，简单调查类研究、临床诊治标本与影像学资料相关研究等虽不涉及人体安全性问题，但因其对标本、数据及个人资料进行二次处理，有一定的信息泄露风险，研究者也应做好相关知情同意及保密工作，以确保研究参与者信息的安全性。

在处理数据时，研究者应采用数据匿名的方式，省略可识别个体身份的信息。若参加临床试验可能使研究参与者受到社会歧视，医疗记录应采取安全编码等措施，保守可识别研究参与者身份的信息。此外，负责保存研究参与者研究记录的临床试验机构与申办者的资料档案室应建立严格的安全保密措施。

（三）审查研究参与者的纳入标准、排除标准

2023 版《伦理审查办法》将原有"公平选择受试者"修改为"研究参与者的纳入和排除的标准科学而公平"，不仅以此确保对研究参与者的选择要公平，更加强调选择标准设置要科学，以更好地保证研究能达到预期社会价值。

假设有一项研究旨在评估某种新药的疗效，过去的伦理审查可能只强调了公平选择研究参与者的原则，即确保从各个群体中随机选择研究参与者。但在这种情况下，如果没有进一步的标准来科学地纳入和排除研究参与者，可能会导致研究结果不准确或产生误导。研究者可能需要依据药物的作用机制、病理生理特征或者相关的遗传因素等，来设定纳入标准和排除标准。这样做的目的是确保研究参与者具有明确的研究对象特征，并且能够帮助研究者更准确地评估药物的疗效和安全性。

（四）审查研究参与者的风险与收益

在临床试验中，研究参与者须承担的风险与获益情况，是伦理审查重点关注的问题。2023 版《伦理审查办法》要求，"风险受益比合理，风险最小化"，强调确保研究参与者的安全性。

视审查事件风险大小的不同，伦理审查委员会可采取不同的审查程序，包括会议审查、简易程序审查。伦理审查委员会可以对审查的研究作出批准、不批准、修

改后批准、修改后再审、继续研究、暂停或者终止研究的决定，并应当说明理由，该决定应当得到伦理审查委员会全体委员二分之一以上同意。对于研究风险不大于最小风险的研究、对已批准的研究方案进行较小修改且不影响研究风险受益比的研究、已批准研究的跟踪审查，以及在多机构开展的研究中，参与机构的伦理审查委员确认牵头机构出具的伦理审查意见等情况，伦理审查委员会可采取简易审查程序。

（五）审查伦理申请人的资质

伦理申请人作为项目负责人，不仅负责研究顶层设计和指导实施，更是研究参与者权益保障的第一责任人，因此，审查伦理申请人是否具备伦理管理意识，对确保研究参与者的权益有重要意义。

项目负责人的资格、经验、技术能力能否满足研究的要求是审查的重点内容之一。不同类型的临床试验会对项目负责人的资格有不同要求。例如，器械注册临床试验要求项目负责人具有副高级以上相关专业技术职称和资质，药物注册临床试验则要求其在医疗机构中具有相应专业技术职务任职和行医资格。值得注意的是，2023版《伦理审查办法》要求"研究机构和研究者能够胜任"，强调不仅项目负责人要具备相应资质，其所在单位也应具备承担该研究的相应条件，以确保研究能顺利开展。

四、不同类型临床研究中的伦理问题

（一）新药物或治疗方法的临床试验

新药物或治疗方法的临床试验需要对干预措施进行严格限制，研究参与者接受的干预往往是随机的。此类研究的目的是验证两种治疗方案的疗效差异，同时没有证据说明对照组或试验组具有更好的疗效，这就产生了特殊的伦理问题。

在短期研究中，应用安慰剂对照是合理的，但同时应当向可能的研究参与者告知除研究项目外，还有其他的有效治疗方法。

例如，针刺治疗功能性消化不良的随机对照试验，虽然有研究表明针刺可治疗消化不良，疗效受腧穴选择、针刺的刺激量、刺数多少、刺具粗细、针刺深度、留针时间等因素的影响，但是功能性消化不良同时还有口服药物、推拿、艾灸等多种治疗方案，招募时须向患者说明情况，由患者自行选择是否参与研究。

此外，如果某些研究的研究参与者入选率较低、所选择的结果变量发生率低或失访率高，继续进行研究可能是不合适的。这些因素可能会影响研究结果的可靠性和可解释性，同时也可能使研究结果难以推广到更广泛的人群，因此，需要重新评估研究的科学合理性和伦理可行性。

（二）遗传学研究

遗传学研究涉及对个体或族群的遗传信息进行收集、分析和解释，以了解特定基因与疾病或遗传变异之间的关系。在进行遗传学研究时，研究者需要对生物标本进行 DNA、RNA、蛋白检测，可能获取某种疾病的易感基因或针对某种治疗的敏感基因。

此类研究可能不会对研究参与者产生身体伤害，但是在特定条件下同样会出现伦理问题。例如，研究者在术中获得了肿瘤标本，研究参与者签署了一般的知情同意，允许标本用于研究，但同时可能会泄露其个人信息，导致名誉受损或被歧视。因此，在进行遗传学研究时，研究者必须严格遵守伦理原则和法律规定，确保研究的合法性、道德性和保密性，应尊重研究参与者的知情同意权，并采取措施保护其个人隐私和数据安全。

另一方面，遗传学研究可能有导致优生学滥用的潜在风险。在历史上，有一些国家采取了不道德和侵犯人权的措施，以防止所谓的不良遗传特征的传播，违背了个体的自主权和人权。例如，纳粹党实施的《遗传病的子孙增殖防止法》，其中许多精神类疾病患者被列为绝育手术对象。

（三）特定人群研究

当研究涉及特定人群（如儿童、孕妇等弱势群体）时，研究者需要特别关注伦理问题，确保他们的权益能够得到保护，风险最小化，并获得适当的支持和关怀。

儿童的参与必须经过其监护人（通常是父母或法定监护人）的知情同意，同时还需要根据儿童的年龄和能力程度获得儿童本人的同意。研究应尽量避免对儿童进行无益的诊疗性干预，除非有明确的临床需要和利益。

对于孕妇参与者，研究必须确保孕妇和胎儿的安全，尽量降低对孕妇和胎儿的潜在风险。同时，研究应具有明确的科学价值，并有可能为孕妇或胎儿带来预期的益处。研究者需要特别关注知情同意的获得，因为孕期状态可能影响孕妇的决策能力。医疗专业人员应提供详细、透明的信息，让孕妇充分了解研究的风险和利益，并尊重她们的决策权。

（郇家铭 姜 枫）

延伸阅读：《涉及人的生命科学和医学研究伦理审查办法》

参 考 文 献

[1] 国家药监局 国家卫生健康委关于发布药物临床试验质量管理规范的公告[J]. 中华人民共和国国务院公报, 2020, (19): 65-86.

[2] 涉及人的生物医学研究伦理审查办法[J]. 中华人民共和国国务院公报, 2017, (27): 44-50.

[3] 国家卫生健康委, 教育部, 科技部, 等. 关于印发涉及人的生命科学和医学研究伦理审查办法的通知[EB/OL]. (2023-02-18)[2023-02-28]. https://www.gov.cn/zhengce/zhengceku/2023-02/28/content_5743658.htm

[4] 医疗器械临床试验质量管理规范[J]. 中华人民共和国国务院公报, 2016, (19): 50-62.

[5] 王福玲(译), 邱仁宗(校). 世界医学会《赫尔辛基宣言》——涉及人类受试者的医学研究的伦理原则[J]. 中国医学伦理学. 2016, 29(6): 544-546.

第十二章

医学科研论文写作

一、医学科研论文的分类

科研论文是科学研究过程的重要组成部分，只有研究结果发表了，科研工作才算完成。医学科研论文是传播和展示医学科研成果的重要载体，也是进行学术交流的主要形式。根据内容，医学科研论文可大致分为以下几种类型。

1. 原创性论文（original article） 原创性论文是医学论文的主流。它是对通过收集资料、研究论证或观察等科研活动获得的第一手研究资料进行整理分析，并总结提炼观点，最终得出结论，使科学研究借助文字得以深化明晰，使科研成果更加完善，研究者可进一步提出新问题，开拓新研究领域。

2. 综述（review） 综述是在已经发表的文献的基础上，针对某一主题的现有研究结果进行整理分析。综述不是简单地堆砌文献，而是需要研究者以收集到的文献为原料进行再创造，这一过程亦有可能使研究者对某一问题的认识有一个新的飞跃，甚至形成新的假说，因此，综述也具有一定的研究性质。

3. 病例报告（case report） 病例报告作为医学科研论文的特有形式，在医学发展早期阶段的医学文献中占有很大比重，在人们认识新的疾病和病理现象的过程中有着重要的科学价值。在信息急剧膨胀的当下，病例报告的发表数量虽然大幅减少，但一流刊物如《柳叶刀》（*The Lancet*）仍保留病例报告这一传统栏目。现在发表病例报告确实比以往要困难，但一些特殊病例，或某些病例在诊疗过程中的意外表现，甚至某些疑难复杂病例的诊治经验（包括误诊误治），可能会提供某些有价值的新线索。只要能提出对读者有启示或教益的东西，病例报告就仍有发表的价值。

4. 评述或评论（editorial or commentary） 评述或评论多被放在一些英文科技期刊的开头，通常是杂志特邀某一专业领域有较高声望的专家来撰写，也接收作者主动投稿的评论。其内容主要是针对某一领域或某一专题的最新进展进行评述，或针对期刊同期发表的某篇原创性论文进行评论，甚至补充一些相关的重要内容，以便读者更好地理解该原创性论文。评述或评论一般非常简短，其重点在"评"，这也是它与综述的不同之处。

5. 临床实践指南（clinical practice guideline，CPG） 临床实践指南是指在系统综述证据的基础上平衡了不同干预措施的利弊后形成的能为患者提供最佳保健服务的推荐意见。CPG 一般分为专家共识指南和循证实践指南两大类。早期的临床实践指南是将专家多次开会讨论后形成的共识作为推荐意见，进而形成指南，再由专业学会或政府机构进行指南的发布。目前，国际上公认的指南制定过程结合了循证医学的方法，将推荐意见与相关的证据质量明确地联系起来，依据对现有证据进行评价的结果来确定推荐意见，制定指南，如本学科团队在中华中医药学会的指导下制定发布了《1 级高血压中医专家共识》《2 级高血压中西医结合诊疗指南》。

二、原创性论文的撰写

原创性论文主要是回答以下四个问题：①研究的问题是什么，这部分内容即文章的引言部分，用来交代科学问题的由来；②问题是如何解决的，这部分内容需要我们写清楚研究所用的材料与方法；③通过研究发现了什么，该部分内容是文章中需要阐释的结果部分；④上述结果意味着什么，该部分内容需要我们将本项研究的结果与他人已有的研究结果结合，并进行阐释和说明，即文章的讨论部分。

由此可以看出，原创性论文的主体为四部分：引言、材料与方法、结果和讨论。除主体部分外，原创性论文还应包括标题、作者署名、摘要、关键词、参考文献、致谢，以及利益冲突声明或在文章中用到的调查表格、推导公式等其他内容。接下来，我们将对上述内容进行简要介绍。

（一）标题

论文的标题是论文内容的高度概括，应精练而准确。一般中文标题不超过 20 字，英文标题不超过 15 个单词。《自然》（*Nature*）杂志要求论文题目不应超过三行，每行 30 个字符（包括空格），一般不应含有数字、首字母缩略词、缩写或标点符号（必要时可用一个冒号）。《科学》（*Science*）杂志要求标题和小标题应采用描述性短语，不要使用完整的句子，每行最长 30 个字符，报告和研究文章的标题不得超过三行，综述的标题不得超过 100 个字符。

（二）作者署名

文章的署名涉及版权和文责，只有在该项工作中作出实质性贡献并同意署名的人，才能参与论文的署名，一般应同时满足以下三个条件：参与课题设计、实施数据收集或结果分析解释；参与起草论文或其他重要内容的修改；按照编辑或审稿人意见参与论文修改并同意最终稿的发表。

（三）摘要

摘要是整篇论文的精缩版，编审人员常常仅通过阅读摘要即可初步对该论文做出评价和取舍，因此，摘要的撰写十分重要。好的摘要应精练易懂，且相对于论文的其他部分而言，应有其自身的独立性与完整性。虽然摘要的位置在论文的最前面，但仍建议作者在稿件主体部分完成后再撰写摘要，以便更好地把握摘要的内容。摘要的内容一般包括目的、方法、结果和结论四部分。首先，用1～2句话描述研究的背景和拟解决的问题，然后介绍该研究的具体方法，接下来简要概括该研究的结果，最后进行结论性描述。这种格式的摘要让人一目了然，并且方便研究人员通过数据库检索。

以《中华中医药杂志》2021年第36卷第9期的文章《基于血清代谢组学的高血压病中医证型代谢模式差异分析》的摘要为例，供读者参考（图12-1）。

摘要：目的：探索原发性高血压不同中医证候的代谢模式，试图从代谢组学的角度揭示高血压病的证候本质，为高血压病中医证候的精准阐释和诊治提供借鉴。方法：对19例高血压病肝阳上亢证患者（GYSK组）、16例阴阳两虚证患者（YYLX组）和18名健康志愿者（HC组）的血清进行了超高效液相色谱–质谱联用分析，并进行模式识别和生物标记识别。结果：GYSK组鉴定出7种特异性生物标志物：花生四烯酸、白三烯a4、3,4–二羟基扁桃酸、孕酮、2–甲氧基–雌二醇–17b–3–葡萄糖醛酸苷、创伤酸、7–羟基–D4–神经前列腺素；YYLX组检测到9种特异性生物标志物：乳清酸、5–甲基胞嘧啶、植物鞘氨醇、羊毛甾醇、石榴酸、PS(18∶0/18∶1(9z))、PE(14∶0/22∶4(7z,10z,13z,16z))、SM(d18∶1/12∶0)、PC(20∶1(11z)/20∶4(5z,8z,11z,14z))。结论：特异性生物标志物在一定程度上从微观层面揭示了高血压病肝阳上亢证与阴阳两虚证的代谢本质，有助于高血压病的中医临床诊断和治疗。

图12-1　《基于血清代谢组学的高血压病中医证型代谢模式差异分析》摘要

（四）关键词

关键词是最能反映文章主体内容的词，一般为3～6个。为方便读者在众多文献中快速准确地检索到目标文献，关键词应尽可能采用最新版《医学索引》的《医学主题词表》（Medical Subject Headings，MeSH）里的术语。

（五）引言

引言主要用于说明本项研究的背景及主要研究的问题。该部分应开门见山，简洁明了。撰写思路一般为首先介绍总体背景，说明本文的研究主题，并指出该问题的研究现状，明确还有哪些问题尚未解决，或目前该问题的争论焦点，从而为引出本研究的具体问题做伏笔。以上内容是引言的核心，旨在清楚地介绍本项研究拟解决的问题和立题依据，然后引出本项研究提出的具体问题，并简要介绍拟用何种方法去解决该问题。需要注意的是，该部分无须阐释方法的细节，而是要重点说明解决问题拟采用的基本途径。

下面以《中国病理生理杂志》2023 年第 39 卷第 1 期的《*Piezo1* 在不同周龄 $ApoE^{-/-}$ 小鼠中的表达水平及对血管内皮功能的作用》一文的引言为例，该引言共 400 余字，内容较全面，文字简明，准确简单地交代了上述四点内容（图 12-2）。

动脉粥样硬化（atherosclerosis, AS）是一种慢性炎症性疾病，是引发心血管疾病的一个重要危险因素[1]。血管内皮细胞构成了从心脏到毛细血管的整个循环系统，AS 始于内皮细胞的损伤，伴随着动脉内脂质沉积、平滑肌细胞和纤维基质增生等病变，发展形成斑块。血管内皮细胞功能障碍是以舒张功能减弱、促炎状态和血栓形成为特征变化，被认为是 AS 的重要病理学特征[2]。血流对血管壁产生的剪切应力，直接作用于血管内壁的内皮细胞，使血管内膜局部受损并促进斑块形成，被认为是与 AS 发生及斑块破裂的关键力学因素[3-4]。Piezo1 是一种机械敏感性非选择性阳离子通道蛋白，并且在血管内皮细胞中广泛表达，在机械力与生物信号转导中起关键作用[5-6]。研究表明，机械敏感性离子通道 Piezo1 可被剪切应力刺激，诱导创造促血栓形成和抗纤溶的微环境[7]，另外，Piezo1 通过影响一氧化氮（nitric oxide, NO）的生物利用度，从而影响细胞因子分泌，降低血管舒张力，促进 AS 形成[8]。然而在 AS 的进展过程中 Piezo1 对内皮细胞功能的作用尚未见明确报道。本研究通过 $ApoE^{-/-}$ 小鼠与 Piezo1 基因敲除的 $ApoE^{-/-}$ 小鼠模型，观察 AS 进展过程中 Piezo1 的表达变化情况及 Piezo1 敲除对 $ApoE^{-/-}$ 小鼠 AS 血管内皮细胞功能的影响。

材 料 和 方 法

1 实验材料

雄性 SPF 级 $ApoE^{-/-}$ 小鼠与雄性 SPF 级 C57BL/6J 小鼠各 24 只，体质量（24.0±1.5）g，8 周龄，购自北京维通利华实验动物技术有限公司，许可证号为 SYXK（鲁）2017-0022。8 周龄 SPF 级 $Piezo1^{flox/flox}$ Cdh5-Cre'/$ApoE^{-/-}$（以下简称 Cre+）小鼠与 $Piezo1^{flox/flox}$ Cdh5-Cre'/$ApoE^{-/-}$（以下简称 Cre-）小鼠，体质量（23.0±1.0）g，由山东中医药大学李静老师惠赠。所有小鼠饲养于山东中医药大学实验动物中心屏障环境设施内，环境温度（22±2）℃，环境湿度（50±5）% 环境，12 h 明暗交替。分笼饲养，每笼 5 只，自由摄食饮水。

2 主要药品与试剂

油红 O 购自北京鼎国昌盛生物技术有限责任公司（7BE10110）；HE 染液套装（ZH203004）、Masson 染液套装（ZH195206）、EVG 染液套装（G1042）、EDTA

图 12-2 《*Piezo1* 在不同周龄 $ApoE^{-/-}$ 小鼠中的表达水平及对血管内皮功能的作用》引言

（六）材料与方法

在临床研究论文中，该部分通常也被称为临床资料。该部分内容的目的是可以让其他人员按照该方法重复本项研究，因此，该部分是本项研究先进性、科学性和可重复性的重要体现。该部分内容应对研究对象的选择、研究材料与试剂、数据的收集与处理进行说明，尤其是对于新的方法，作者更应该详细描述，以保证本文研究内容的可重复性。

（七）结果

除了文字描述外，论文结果还应结合图表来表述。结果是文章最后结论的重要依据，因此，结果部分的内容应客观准确，不应夹杂主观偏见，但结果的撰写并不是简单地堆砌研究数据，而应结构严谨，内在逻辑层次分明，能使人根据结果内容逐步推导出文章的结论。

（八）讨论

讨论是论文中最难写而又十分重要的部分。讨论部分的撰写不是对结果内容的重复描述，而是以研究结果为依据，对其进行综合分析，并做出合理解释，同时又不拘泥于自己的研究结果，旁征博引，思路开阔地提出合乎逻辑又令人信服的观点和见解，阐明本项研究的贡献和应用价值。讨论部分还可指出本项研究存在的不足，并分析这些不足之处可能对研究结果产生的影响，或提出未来值得进一步研究的问题。

（九）参考文献

列出参考文献不仅是对被引用者研究成果的尊重，也可方便读者查阅考证，增加文章的科学价值，但文章中所列出的参考文献必须为作者亲自阅读并核实的文献，尽可能引用一次文献，尽量引用原文而少用译文。在同等情况下，应尽量引用权威期刊或最新发表的文献。另外，作者在撰写参考文献时应注意不同杂志对参考文献书写格式的要求。

（十）致谢和其他内容

此部分内容在此不再赘述。

三、综述的撰写

综述是研究者针对某一学科或主题进行大量的原始研究论文阅读，通过归纳、整理、分析、提炼而写成的论文。它属于第三次文献，但并不是简单的文献堆砌，需要作者对某一主题的理论、研究方法、研究成果等相关内容进行综合系统的总结评述，以此反映出该主题领域的最新研究进展、存在的问题或争论的焦点，指出目前应该进一步解决的问题或未来的发展趋势。一篇好的综述能够帮助读者在最短的时间内了解某一主题领域的发展动态和趋势，能为现有的研究提供理论基础和研究方法的选择指导。同时，撰写综述也是锻炼研究生和年轻科研工作人员分析综合能力、培养科学思维的有效方法。

（一）选题

综述的选题范围一般要比原创性论文稍宽，如本领域近年来进展较快、内容新颖、相关技术知识理论尚未普及的主题，或是研究结论有争议的主题，总之，要有所创新，有一定的实用价值。对于初学者来说，选题范围不宜过宽，应选择一个精准的点进行深入论述。

（二）收集、整理和分析文献

在明确选题后，研究者需要查阅大量的文献资料。在收集文献前，应先选定相关主题词，再通过文献检索系统去收集。在保证全面的基础上，文献收集还应求新、求精。求新即应注意文献的发表年限，应重点收集近五年的文献。求精即应关注高价值文献，一些文献虽然发表较晚，但其学术价值不一定高于较早期的文献，这就需要研究者认真分析比较，有所取舍。同时，还应注意文献引用的鉴别，尽量引用第一手资料，避免以讹传讹。

（三）拟定提纲

综述的写作需要清晰的逻辑结构，因此，拟定一个逻辑层次分明的提纲非常重要。初学者可以尝试将要表达的主题按照逻辑顺序分解为不同的子题目，在每个子题目下列出需要讨论哪些问题，引用哪些材料。如果能较好地完成这部分工作，将对后期的撰写有很大的帮助。

（四）基本结构

与原创性论文相比，综述保留了引言和结论，删掉了材料与方法和结果部分，其主体部分的写作方法与原创性论文的讨论部分较为接近。

1. 引言　综述的引言应简要说明撰写综述的原因与目的，还要说明主题的背景现状、发展趋势与争论的焦点等内容。如果综述的主题是一个有争论的问题，研究者也可以开门见山地把分歧提出来。如果该主题已经有相关综述发表，则应在现有资料的基础上找出新的问题，并进一步深入讨论。

2. 主体　综述的主体是综述的主要内容，是对引言的展开与深入，一般比较长，可按照前期拟定的提纲，分列小标题，按照一定的逻辑顺序撰写。例如，综述某一疾病，可以按照病因、发病机制、临床表现、诊断治疗及预后这种事物发展的自然顺序撰写，还可以针对某一主题，在简要介绍研究历史背景后，对研究现状中该主题的研究进展、存在的问题、争论的焦点和各种观点的异同等方面进行展开讨论，并引出自己的观点，指明未来的研究方向。值得注意的是，在撰写过程中，引述文献应确保正确，忠实于文献的原意，避免对原文献的捏造、曲解、断章取义、抄袭等违反学术道德的行为，客观公正地表达自己的观点见解。

3. 总结或结论　综述的结论是对主体部分的归纳总结及对未来研究的建议或展望。研究者根据主体部分的论述内容，简要明确地提出自己的观点和建议。如果综述内容篇幅较小，或综述主题是一个争论性主题，很难得出结论，也可以不单独列出总结或结论。

4. 参考文献　参考文献是综述的重要组成部分，也是研究者阅读文献的广度和深度的体现。一篇综述的文献积累通常应不少于 30 篇，其中，近三年发表的研究性文献占比应不少于 50%。

四、SCI 论文基础知识及文献管理软件的应用

（一）SCI 论文基础知识

在 21 世纪，科学研究日益重要。在医学领域，科学技术水平的提高促进了医学的进步和发展，对人类健康起到了积极作用。医学研究生乃至医务工作者越来越关注如何提高自身的科研素养和能力，以取得重要的科研成果。目前，论文被科学引文索引（Science Citation Index，SCI）收录和引用是衡量论文质量的通用依据，有助于论文成果的推广和普及。

1. SCI 论文的基本概念　SCI 是美国科学引文索引的简称，是由美国科学信息研究所（Institute for Scientific Information，ISI）于 1961 年创办出版的引文数据库。SCI、工程索引（Engineering Index，EI）、科技会议录索引（Index to Scientific &Technical Proceedings，ISTP）是世界著名的三大科技文献检索系统，是国际公认并广泛使用的进行科学统计与科学评价的主要检索工具。其中，以 SCI 最为重要。

通俗来讲，SCI 就是一个用于检索引文的数据库，被 SCI 数据库收录的期刊则为 SCI 期刊，在 SCI 收录的期刊上发表的学术论文为 SCI 论文。SCI 主要收录全世界出版的数、理、化、农、生、医、工程技术和环境等自然科学核心期刊，期刊内容主要侧重基础科学。SCI 是国际性检索数据库，所选期刊来自以英美为主的 60 多个国家和地区，也收录一定数量的中国期刊，如《中国药理学报（英文版）》（*Acta Pharmacologica Sinica*）。

SCI 数据库可划分为 SCI 和 SCI 扩展版（SCI-Expanded，SCI-E）。SCI 期刊的出版形式主要为印刷版和光盘版，收录各学科核心期刊 3700 多种。SCI-E 期刊可以被理解为随着网络出现的 SCI 网络版，可通过国际联机或互联网进行检索，收录了 8400 多种期刊。SCI 论文的价值和水平较高，相对较稳定；而每年被 ISI 淘汰的期刊多来自 SCI-E。对于 ISI 来说，SCI 和 SCI-E 只是在期刊被数据库收录的时间

早晚和发布方式上存在区别，目前多数国家基本上不再区分两者。从 2000 年起，我国科技部宣布，按照国际通用规则，不再区分 SCI 和 SCI-E。

2. SCI 论文的用途　SCI 论文的用途主要有两点：其一，SCI 是文献检索的工具；其二，SCI 是科研评价的依据，科研机构被 SCI 收录的论文总量，可反映整个机构的科研水平，个人论文被 SCI 收录的数量及被引用次数，可反映个人的研究能力和学术水平。

此外，SCI 设置独特的引文索引，通过先前的文献被当前文献引用，说明文献之间具有相关性，且先前文献对当前文献具有一定的影响力。这样，我们就可以通过 SCI 的引文关联网找到自己研究领域中具有影响力的文献作为参考，提高文献调研的效率。SCI 引文索引的模式见图 12-3。

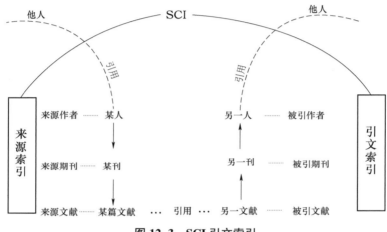

图 12-3　SCI 引文索引

ISI 每年还出版《期刊引证报告》（*Journal Citation Report*，JCR）。JCR 对 SCI 收录的所有期刊之间的引用和被引用数据进行统计、运算，并针对每种期刊定义不同指数，然后进行报告。JCR 的常见指数包括总引用次数、影响因子、分区、立即指数、文章总数、被引半衰期、施引半衰期等。

其中，比较常用的指数是期刊的影响因子（impact factor，IF），指一种期刊前两年发表的文献在该报告年份（JCR year）中被引用的总次数除以该期刊在这两年内发表的论文总数。2023 年之前，有影响因子的只有 SCI 和社会科学引文索引（Social Sciences Citation Index，SSCI），而自 2023 年开始，新兴资源引文索引（Emerging Sources Citation Index，ESCI）、艺术与人文引文索引（Arts & Humanities Citation Index，A&HCI）也有了影响因子。

例如，某期刊 2021 年论文发表数为 135 篇，2022 年论文发表数为 157 篇，其中，2021 年的 135 篇论文在 2023 年共被引用 448 次，2022 年的 157 篇论文在 2023 年共被引用 288 次，则该刊的 IF 为（448+288）÷（135+157）=2.521。

可以看出，IF 是衡量期刊前两年发表的文章在这一年被引用的平均频率。需要强调的是，我们应正确认识 IF，不同学科期刊之间的 IF 没有可比性，同一学科期刊 IF 的高低，也并不能最客观地反映该期刊的学术质量，因此，IF 不具有对学术质量进行精准定量评价的功能，而是要综合其他指标进行全面分析评价。

总之，通过 JCR，我们可以了解到某期刊文献"自引"情况、期刊 IF 的五年变化趋势，以及期刊的相对影响趋势，通过这些历史数据来综合把握某期刊的发展状态。我们还能迅速了解某期刊是否是开源期刊，以及该期刊的出版周期、出版信息等。此外，我们也能够了解之前被镇压的期刊及尚无 IF 的期刊，从而对某特定期刊进行鉴别评价。我们还能够找到某一学科领域学术影响最大的期刊，找到被引用次数最多的期刊，找到最热门的期刊。最后，借助于这些权威数据，按照分区、学科、影响因子等条件筛选出用于发表的合适期刊。

（二）SCI 文献管理

1.文献管理软件的使用　随着论文发表数量逐年递增，高效开展文献阅读成为提高工作效率的重要能力。目前，市面上推出了众多的文献管理软件，以帮助科研工作人员进行文献管理，常用的有 EndNote、Mendeley、Zotero、NoteExpress、医学文献王等。

下面以 EndNote 21 文献管理软件为例，介绍文献管理软件的使用及其基本功能，以助力临床科研工作。该软件主要可提升文献获取效率、文献管理效率、编辑参考文献的效率及团队文献共享与协作的效率。

首先是软件的安装和界面，安装 EndNote 21 时须注意以下几点：①安装前请关闭 Office 系列软件；②如果之前安装了 EndNote 旧版本，须先卸载旧版本，再安装新版本。

安装 EndNote 21 后，打开软件，新建个人文献图书馆，进入主界面，这时会自动生成一个"enl"格式的文件库，在关闭界面时，保存该文件库就可以保存所有管理的文献信息，如果是获取了全文的文献，其 PDF 文件也会以附件的形式自动保存于这个文件库中。

将图 12-4 中的主界面分为 5 个不同的区域，这里用 5 个图标分别进行标注。点击右上角区域①，进入文献图书馆和网络检索混合模式；区域②为常见的几种数据库；区域③为检索方式，包括作者、年份及标题等；区域④为检索结果显示区；区域⑤为文献预览区域，包括文献信息、文献引文格式与摘要、文献 PDF 附件。下面是一些基本功能介绍。

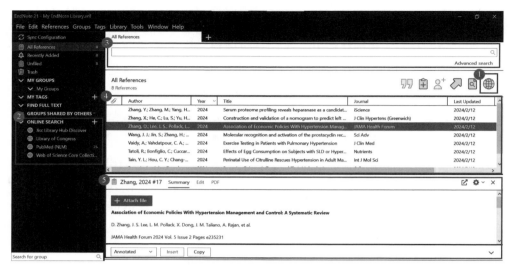

图 12-4　EndNote 21 新建个人文献图书馆主界面

（1）利用软件实现快速阅读：在图 12-4 的区域④中用鼠标逐条点击文献记录，区域⑤便会显示该文献的引文格式及其文章摘要，如此便能高效阅读文献。

（2）自动下载全文：如果要下载全文，只需要选中要下载的文献条目，右键菜单选择"Find Full Text"即可，EndNote 便会自动下载选中的文献（图 12-5）。

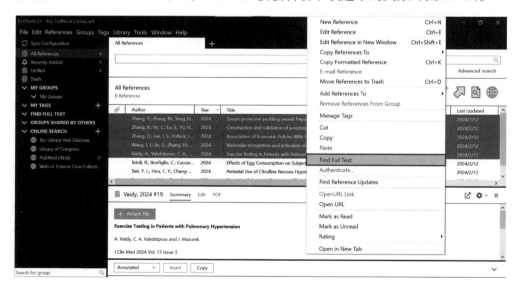

图 12-5　EndNote 21 自动下载全文界面

（3）查阅全文内容：文献条目行前有回形针标识，表示已经下载了全文，若要查阅全文内容，只需要选中该文献条目，点击"Attached PDFs"即可查看。

（4）编辑参考文献格式：如图 12-6 所示，首先打开一个 Word 文件，在 Word 菜单栏的"EndNote"菜单下设置要插入的文献格式，并将光标定位在待插入文献所在位置。然后在 EndNote 中将需要插入文档的参考文献选中，点击工具栏图标"🌀"，即可将选中的文献条目按照已经设定的文献格式插入文档中。

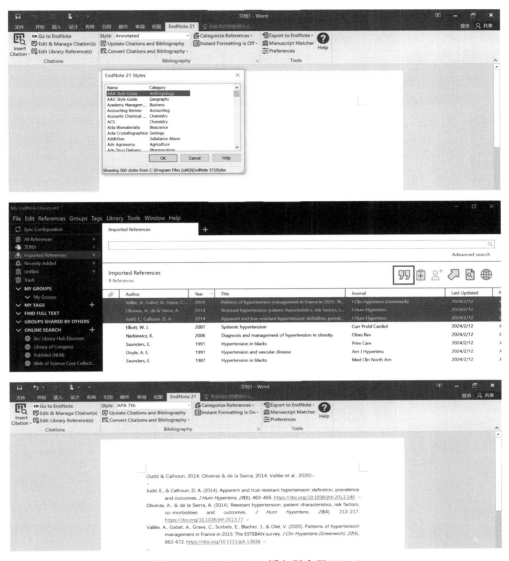

图 12-6　EndNote 21 插入引文至 Word

EndNote 会自动更新文献引用标号，并将新插入的参考文献显示在相应位置；若要删除已插入的参考文献，只需要删除对应的文献引用标号，其对应的文献引用则会同步删除，无须手动删除。

2. 文献信息收集方法　继续以 EndNote 21 文献管理软件的使用为例介绍收集文献信息的三种方法，包括手动输入、联网检索及数据库导入。

（1）手动输入：如图 12-7 所示，点击主菜单栏"⊕"快捷按钮（或快捷键 Ctrl+N），手动输入参考文献，弹出新建参考文献界面：选择"Reference Type"，EndNote 管理的文献类型包括期刊、专利、书籍、图表等，因此，首先输入参考文献类型，这里选择常用的期刊论文"Journal Article"，然后在下面输入文献信息。

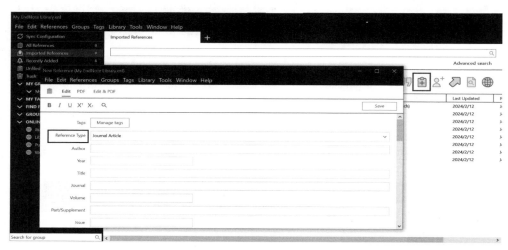

图 12-7　EndNote 21 手动输入文献信息

需要注意的是，在输入作者时，须一行输入一个作者。在输入必要信息后，关闭当前窗口，此时会提示是否保存，选择"Save"即可添加。

（2）联网检索：如图 12-8 所示，"ONLINE SEARCH"栏目下有常用数据库，点击"+"可以选择目标数据库，需要注意的是，检索数据库必须要有访问权限。

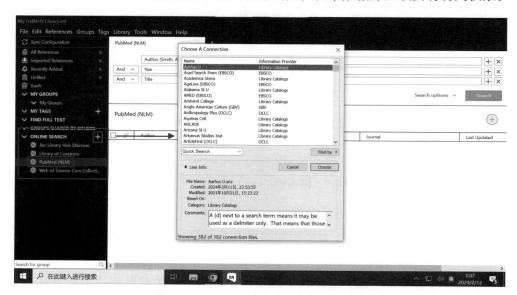

图 12-8　EndNote 21 联网检索文献信息

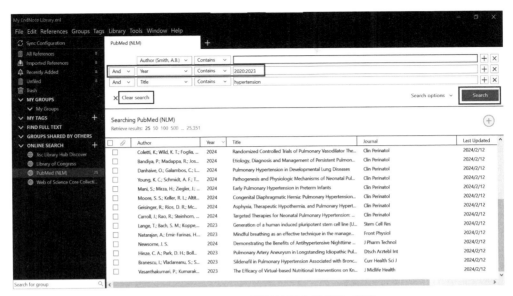

图 12-8　EndNote 21 联网检索文献信息（续）

检索方式与英文数据库一样，选择关键词进行检索或者使用逻辑关系建立关键词组合进行检索，点击"Search"开始检索。若需要限制文献年限，应注意 PubMed 数据库用冒号（：）表示跨年度检索，例如，检索 2020—2023 年的文献，输入"2020:2023"。Web of Science 数据库用短横线表示跨年度检索，即"2020-2023"。

（3）数据库导入：一般数据库都支持输出检索结果，下面以常见的 Web of Science、PubMed、中国知网数据库为例来说明。

①Web of Science 核心合集数据库导入（即 SCI 文献导入）：在 Web of Science 页面输入关键词和检索条件，点击"Search"开始检索（图 12-9）。

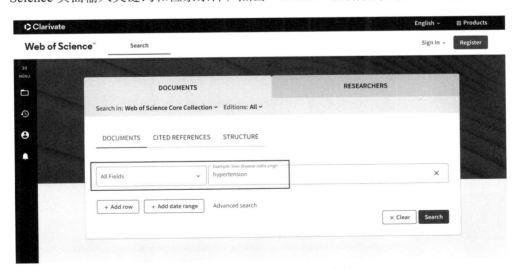

图 12-9　Web of Science 检索文献

在检索结果页面中，选择所需排序方式（一般选择被引频次降序排列），点击"Save to EndNote desktop"，在弹出框中选择导出文献记录数量（每次最多导出1000条）和输出内容后，点击"Export"（图12-10）。此时导出记录已经保存到"ciw"格式文件中。

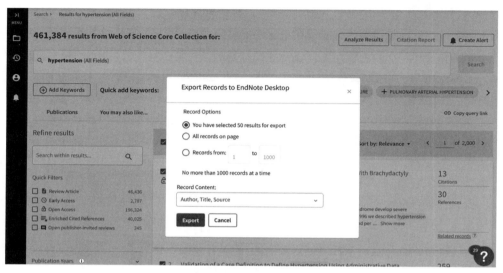

图 12-10　Web of Science 导出文献

双击"ciw"格式文件即可将其导入 EndNote 中，或者在 Endnote 软件菜单栏点击"File"—"Import"—"File"，在弹出对话框中，选择"ciw"文件，"Import Option"选择"ISI-CE"（图12-11），其他默认即可。

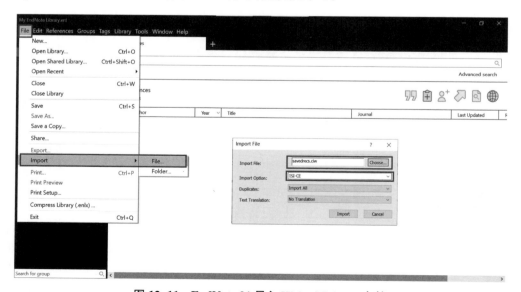

图 12-11　EndNote 21 导入 Web of Science 文献

②PubMed 数据库导入：PubMed 为 NCBI 开发的一个基于万维网（world wide web，简称 Web）的生物医学文献检索系统。打开 PubMed 数据库的访问地址（https://www.ncbi.nlm.nih.gov/pubmed），在主界面输入关键词进行检索，勾选要导出的文献记录，点击"Send to"，选择"Citation manager"（图 12-12），点击"Create File"即可。双击"nbib"文件即可导入到 EndNote 中，或者在 EndNote 中，点击"File"—"Import"—"File"，在弹出的对话框中，选择"nbib"文件，"Import Option"选择"Reference Manager（RIS）"，其他默认即可。

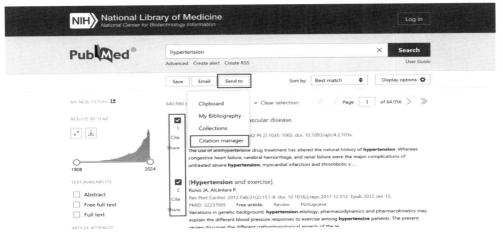

图 12-12　PubMed 导出文献

③CNKI 数据库导入：如图 12-13 所示，进入中国知网，使用关键词进行检索，勾选要导出的文献，点击"导出文献"，进入 CNKI 文献管理中心。在"文献导出格式"栏目选择"EndNote"，即可生成"txt"格式的文件。

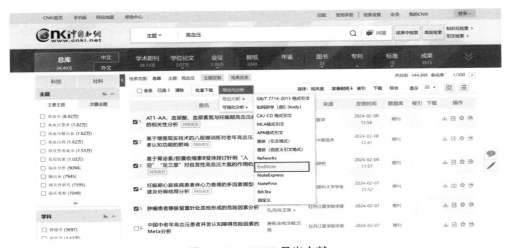

图 12-13　CNKI 导出文献

如图 12-14 所示，在 EndNote 中，点击"File"—"Import"—"File"，在弹出的对话框中，选择刚才保存的"CNKI.txt"文件，"Import Option"选择"EndNote Import"，其他默认即可。

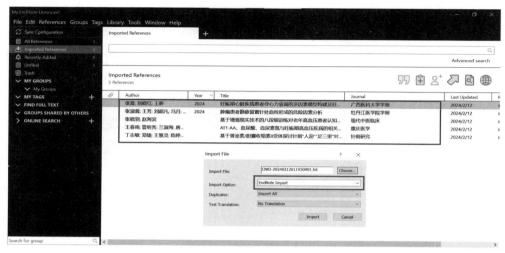

图 12-14　EndNote 21 导入 CNKI 文献

（4）PDF 文件导入：EndNote 导入 PDF 文件的原理是首先在该文献中搜索文献的数字对象唯一标识符（digital object identifier，DOI），然后联网查找文献相关信息，并显示在界面上。因此，在 EndNote 导入 PDF 时，电脑须处于联网状态。

①单个 PDF 文件导入：如图 12-15 所示，点击"File"—"Import"—"File"，在弹出的对话框中，选择要导入的 PDF 文件，"Import Option"选择"PDF"，其他默认即可。

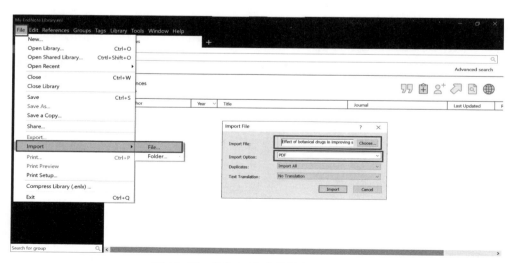

图 12-15　单个 PDF 文件导入 EndNote

②批量 PDF 文件导入：如图 12-16 所示，点击"File"—"Import"—"Folder"，在弹出的对话框中，"Import Folder"选择要导入的 PDF 文件所在文件夹，勾选"Create a Group Set for this import"，即为导入的 PDF 文件创建组（视具体情况而定，也可不单独建组），其他默认即可。

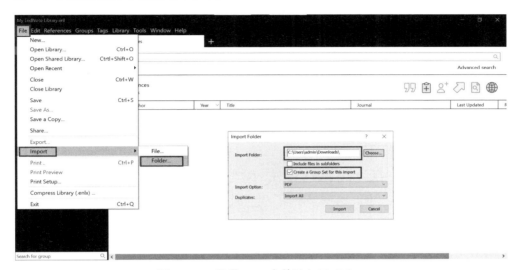

图 12-16　批量 PDF 文件导入 EndNote

以上是 EndNote 21 文献管理软件的全部使用介绍，更多丰富的功能可通过工具栏中的帮助按钮进行深入学习。

（王晓龙　杨雯晴）

延伸阅读：《学术出版规范——期刊学术不端行为界定（CY/T 174—2019）》

参 考 文 献

[1] Snyder H. Literature review as a research methodology: an overview and guidelines[J]. Journal of Business Research, 2019, 104: 333-339.

[2] Barry E S, Merkebu J, Varpio L. State-of-the-art literature review methodology: a six-step approach for knowledge synthesis[J]. Perspectives on Medical Education, 2022, 11(5): 281-288.

[3] Busse C, August E. How to write and publish a research paper for a peer-reviewed journal[J]. Journal of Cancer Education, 2021, 36(5): 909-913.

附 录 一

教学成果奖证书

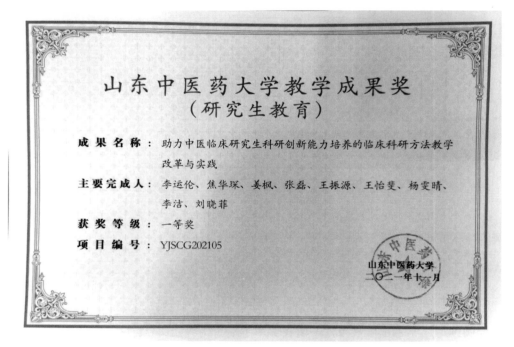

山东中医药大学教学成果奖
（研究生教育）

成 果 名 称： 助力中医临床研究生科研创新能力培养的临床科研方法教学
改革与实践

主 要 完 成 人： 李运伦、焦华琛、姜枫、张磊、王振源、王怡斐、杨雯晴、
李洁、刘晓菲

获 奖 等 级： 一等奖

项 目 编 号： YJSCG202105

山东中医药大学
二〇二一年十一月

附图 1　教学成果奖证书

附 录 二

病例报告表示例

山东省重点研发计划（重大科技创新工程）

XXXX 颗粒治疗正常高值血压肝阳上亢证的多中心、随机、双盲、安慰剂对照临床研究

病例报告表

Case Report Form

中心编号： _____

病例编号： _____

患者姓名： _____

课题协作单位： _____

课题承担单位： _____

研究者签名： _____

填 写 说 明

1. 筛选合格者填写正式病例报告表，病例报告表应用圆珠笔或中性笔用力填写。

2. 课题所用编号由总课题组制订。

3. 患者姓名填拼音缩写。两字姓名填写每一个字拼音的前两个字母；三字姓名填写每一个字拼音的首字母及第三个字拼音的第二个字母；四字姓名填写每一个字拼音的首字母。举例：赵林 ZHLI，钱红明 QHMI，欧阳光明 OYGM，张素娥 ZHSE。

4. 如果出现填写错误，请用一道横线划去错误数据，重新填入正确数据或者采用附加说明的方式，签署更正人姓名的拼音首字母缩写和更正日期。不要用橡皮擦、修正液等方式掩盖填入的原始数据。举例：**99.6** 99.3$^{LZH\ 2013.11.10}$。

5. 病例报告表的每一页都须完成，所有项目均应填写。在"□"处填入"✓"表示选择此项。如果此项未做，则填入"ND"；不知道，则填入"UK"；不能提供或不适用，则填入"NA"。

6. 所有表格上的日期都以"| | | | |年| | |月| | |日"的形式表示，包括患者的出生日期。如果不知道具体日期，请用"UK"表示，如以"| 1 | 9 | 8 | 2 |年| 1 | 1 |月| U | K |日"的形式填入日期，请尽可能填入完整的日期。

7. 病例报告表中需要填入数值的部位均预留了空格，如"□□□"，在填写时请将个位数字填入最右侧的空格，若左侧留有空位，请填入"0"。有"＿＿＿"者，请直接用汉字或数据描述。身高、体重、血压等数值型资料，以"| | | | |"的形式填写，如患者血压为 120/80mmHg，则填入"血压：| 1 | 2 | 0 |/| 0 | 8 | 0 |mmHg"。

8. 患者年龄以身份证为准。

9. 心血管疾病病史、心血管危险因素：若无，则在"无"前面的"□"处填入"✓"；若有，则在"有"前面的"□"处填入"✓"，然后请填写各具体选项。

10. 药物名称：请写化学名。

11. 既往用药史、个人过敏史：请详细填写。

12. 对于每个入选病例，医生均须填写完整的病例报告表，包括中途退出的病例。

13. 使用方式：口服、静脉滴注等。

14. 患者若在使用药物期间合并使用治疗其他疾病的药物，需要选/填相关信息。

15. 随访期间的用药记录、发生终点事件：需要选/填相关信息。

16. 研究者签字须注明填写日期。

17. 各检查的检查报告、化验单等均应贴在病例报告表的最后附页上。

18. 若遇到评分性的选择，请写下数字（如 1=轻度，2=中度，3=重度），不要使用合并的方式来进行选择（如"1～2""1/2"等）。

19. 不要填写到空格的外面，避免因填写不当而使不同位置的数据混淆。

20. 不要使用数据处理人员可能不知道的缩写。

知情同意书

尊敬的受试者：

我们邀请您参加山东省重点研发计划（重大科技创新工程）批准开展的"XXXX 颗粒治疗正常高值血压肝阳上亢证的多中心、随机、双盲、安慰剂对照临床研究"。本项研究已经得到山东中医药大学附属医院伦理委员会的审查和批准。

一、研究背景和研究目的

正常高值血压已经伴有血管功能结构改变及靶器官损害，是高血压及其他心血管疾病的独立危险因素。研究显示，正常高值血压人群 10 年后的心血管疾病风险比血压水平 110/75mmHg 的人群增加 1 倍以上，且 10 年后有 45% 可发展为高血压。因此，及早对正常高值血压人群进行干预，避免其进一步发展为高血压是亟待解决的问题。正常高值血压往往比较隐匿，易被忽视，且往往多见于中青年人群，处于该阶段的人往往精神压力较大，很多因素都会影响对其进行有效干预。如何管理正常高值血压人群十分棘手，目前推荐的治疗方法仅限于生活方式改善，常规降压西药并没有被推荐用于正常高值血压的治疗。

随着"疾病防治重心前移"理念的提出，防治正常高值血压成为研究热点，利用中医的治未病及辨证论治思想，将防线前移，尽早对疾病进行干预，可以使正常高值血压人群获益。中药复方具有多靶点、多层次等优势，对于改善临床症状和并发症、改善患者的生活质量有重要意义，研究已证实，在生活方式干预的基础上，加用中医药干预可有效改善血压水平。

在 2022 年全国两会期间，"中药创新"等词成为中医药界关注的热门关键词，对中药守正创新有一定的促进作用，但是中药新药创新仍面临诸多困境，我国中药新药研发转化和患者可及性方面仍亟待突破。针对目前正常高值血压的有效干预措施不够精准的问题，本课题拟开展"新型中药制剂研制-临床疗效评价"的研究。

本项研究采用多中心、随机、双盲、安慰剂对照临床试验方法，开展 XXXX 颗粒治疗正常高值血压临床试验，探讨中医药降压方案干预正常高值血压的有效性及安全性，为临床治疗正常高值血压提供客观、有效的循证证据。

本项研究预计有 308 例受试者自愿参加。

二、哪些人适宜参加研究

1. 年龄在 18～65 岁者。

2. 同时符合正常高值血压西医诊断标准和肝阳上亢证中医证候辨证标准者。

3. 既往无明确高血压病史，且近 3 个月未服用降压药物者。

4. 知情同意并签署知情同意书者。

三、哪些人不适宜参加研究

1. 近 3 个月内曾接受其他新药临床试验者。

2. 妊娠或准备妊娠者及哺乳期妇女。

3. 既往对多种药物过敏者或过敏体质者。

4. 合并精神病、酗酒及精神活性物质/药物滥用者和依赖者。

5. 每天过量饮用茶、咖啡或其他含咖啡因饮料者。

6. 1 型糖尿病患者，血糖控制不好（空腹血糖＞11.1mmol/L）或有并发症（肾病、周围神经病变）的 2 型糖尿病患者。

7. 胃肠病变或胃肠术后有可能影响药物吸收及其他消化系统严重疾病患者。

8. 合并以下器官损害或疾病者：12 个月病史的脑血管病（脑出血、蛛网膜下腔出血、脑血栓形成、脑梗死及短暂性脑缺血发作）；3 个月病史的急性冠脉综合征；失代偿性心力衰竭（NYHA Ⅲ～Ⅳ级）；肾功能不全（肌酐大于正常值上限）；肝功能异常（ALT、AST 大于正常值上限的 1.5 倍）；活动性、复发性消化性溃疡或其他有出血性风险的疾病；恶性肿瘤、血液系统疾病或其他系统严重或进行性疾病。

满足以上各项中任何一项或多项者，均应排除，不能入选。

四、研究过程

如果您愿意参加本项研究，您将有 50% 的可能性接受以下两种治疗方案中的一种，研究组治疗为 XXXX 颗粒+生活方式治疗，对照组治疗为安慰剂+生活方式治疗。我们会在您接受治疗的 8 周内定期对您进行生命体征、血常规等检查，并会在治疗结束后的 6 个月内对您进行随访。

五、您的权利和利益

1. 参加本项研究是完全自愿的，您可以拒绝参加研究，或在研究过程中的任何时间退出本项研究，这都不会影响医生对您的治疗。如果您决定退出本项研究，请与您的医生联系，您可能被要求进行相关检查，这对保护您的健康是有利的。

2. 参加本项研究，您的病情有可能获得改善，本项研究还有助于确定哪种治疗方法可以更安全有效地治疗与您病情相似的其他患者。

3. 为了弥补参加本项研究可能给您带来的不便，本项研究将支付您参加本项研究期间所做的血常规、尿常规、大便常规、肝功能、肾功能等检查的费用及随访时的挂号费，并提供研究所用的 XXXX 颗粒。您合并其他疾病所需的治疗和检查，以及因治疗无效而改用其他治疗的费用，将不在本项研究支付的范围之内。我们将定期检查肝功能、肾功能，以观察药物治疗可能引起的不良反应，并采取措施加以防治。根据我国相关法律条例规定，当您发生研究相关的伤害时，课题组将承担相应的医疗费用，并对此提供相应的经济补偿。

六、参加研究有哪些风险

研究提示，XXXX 颗粒治疗正常高值血压安全性良好，到目前为止，未见明确不良反应，但由于医学的复杂性和患者个体之间的差异性，仍不排除有可能产生副作用及未知的不良反应。此外，任何治疗都可能出现无效的情况，以及因治疗无效或者合并其他疾病等而导致病情继续发展。

七、保密性

一切关于您的信息都将在法律允许的范围内得到严格的保密，包括您的身份、医疗史、病情、体检及各项检查结果等。研究者、研究主管部门、伦理委员会将被允许查阅您的医疗记录。任何有关本项研究结果的公开报告将不会披露您的个人信息。

受试者声明：我已经阅读了上述有关本项研究的介绍，对参加本项研究可能产生的风险和受益充分了解。我自愿参加本项研究。

我同意□或拒绝□除本项研究以外的其他研究利用我的医疗记录和病理检查标本。

受试者签名：　　　　　　　　　日期：　　年　　月　　日

受试者联系电话：　　　　　　　手机号：

研究者声明：我确认已向受试者解释了本项研究的详细情况，特别是参加本项研究可能产生的风险和受益。

研究者签名：　　　　　　　　　日期：　　年　　月　　日

研究者工作电话：　　　　　　　手机号：

XXXXXXXX 医院伦理委员会办公室联系电话：XXXXXXXXX

筛选期

病例纳入标准

病例纳入标准	是	否
1. 符合《中国高血压防治指南》（2018 年修订版）中关于正常高值血压的诊断标准，血压满足收缩压 130～139mmHg，舒张压 85～89mmHg	☐	☐
2. 18≤年龄≤65（周岁）		
3. 符合肝阳上亢证中医证候辨证标准	☐	☐
4. 既往无明确高血压病史，且近 3 个月未服用降压药物	☐	☐
5. 自愿参加临床观察并签署知情同意书	☐	☐
6. 能提供详细的联络方式，无短期迁移，愿意配合随访	☐	☐
以上任何一项选"否"，则受试者不能进入研究！		

病例排除标准

病例排除标准	是	否
1. 近 3 个月内曾接受其他新药临床试验者	☐	☐
2. 妊娠或准备妊娠者及哺乳期妇女	☐	☐
3. 既往对多种药物过敏者或者过敏体质者	☐	☐
4. 合并精神病、酗酒及精神活性物质/药物滥用者和依赖者	☐	☐
5. 每天过量饮用茶、咖啡或其他含咖啡因饮料者	☐	☐
6. 1 型糖尿病患者，血糖控制不好（空腹血糖＞11.1 mmol/L）或有并发症（肾病、周围神经病变）的 2 型糖尿病患者	☐	☐
7. 胃肠病变或胃肠术后有可能影响药物吸收及其他消化系统严重疾病患者	☐	☐
8. 合并以下器官损害或疾病者：12 个月病史的脑血管病（脑出血、蛛网膜下腔出血、脑血栓形成、脑梗死及短暂性脑缺血发作）；3 个月病史的急性冠脉综合征；失代偿性心力衰竭（NYHA Ⅲ～Ⅳ级）；肾功能不全（肌酐大于正常值上限）；肝功能异常（ALT、AST 大于正常值上限的 1.5 倍）；活动性、复发性消化性溃疡或其他有出血性风险的疾病；恶性肿瘤、血液系统疾病或其他系统严重或进行性疾病	☐	☐
以上任何一项选"是"，则受试者不能进入研究！		

筛选期

一 般 资 料

性别	男□ 女□	出生日期	年 月 日
身高（cm）		体重（kg）	
民族		职业	
婚况		电话	
紧急联系人及关系		紧急联系人电话	
住址			
生命体征			
血压（mmHg）			
脉率（次/分）			
心率（次/分）			
体温（℃）			
呼吸（次/分）			

个人史、既往史及现存其他病史

<table>
<tr><td rowspan="1">吸烟史</td><td colspan="3">□无　　　　□有　　　　□□支/每日</td><td>已戒烟□□年</td></tr>
<tr><td rowspan="2">饮酒史</td><td colspan="3">□无　　　　□有</td><td>已戒酒□□年</td></tr>
<tr><td colspan="2">白酒□□mL/□日（□周）</td><td>啤酒□□mL/□日（□周）</td><td>其他：</td></tr>
<tr><td rowspan="2">过敏药物</td><td colspan="2">□无</td><td colspan="2">□有</td></tr>
<tr><td colspan="4">若有，请填写具体药物名称：</td></tr>
<tr><td rowspan="2">糖尿病</td><td colspan="4">□无　　　　□有　　　□不详　　若有，请填写以下内容：</td></tr>
<tr><td colspan="2">病史□□年</td><td colspan="2">分型　　□1型　　　□2型　　　□其他</td></tr>
<tr><td rowspan="2">高脂血症</td><td colspan="4">□无　　　　□有　　　□不详　　若有，请填写以下内容：</td></tr>
<tr><td colspan="2">病史□□年</td><td colspan="2">□高总胆固醇（TC）□高低密度脂蛋白胆固醇（LDL-C）
□高甘油三酯（TG）□低高密度脂蛋白胆固醇（HDL-C）</td></tr>
<tr><td rowspan="6">冠心病</td><td colspan="4">□无　　　　□有　　　□不详　　若有，请填写以下内容：</td></tr>
<tr><td colspan="2">心绞痛</td><td colspan="2">□无　　　　□有　　　病史□□年</td></tr>
<tr><td rowspan="5">心肌梗死</td><td>类型</td><td colspan="2">□ST段抬高型　□非ST段抬高型　□不能确定</td></tr>
<tr><td>部位</td><td colspan="2">□不详　□前壁　□前间壁　□高侧壁
□侧壁　□下壁　□后壁　□右心室</td></tr>
<tr><td>□介入治疗</td><td colspan="2">PCI　　□直接PCI　　□择期PCI</td></tr>
<tr><td>□搭桥治疗</td><td colspan="2">CABG　　□急诊　　□择期</td></tr>
<tr><td rowspan="2">其他心血管疾病</td><td colspan="4">□无　　　　□有　　　若有，请填写以下内容：</td></tr>
<tr><td colspan="3">□心肌炎　　　　□心肌病　　　　□瓣膜病
□先天性心脏病　□多发性大动脉炎　□血管性晕厥
□肺动脉栓塞　　□心脏神经症　　□其他：____</td><td>病史□□年</td></tr>
<tr><td rowspan="2">脑血管病</td><td colspan="4">□无　　　　□有　　　□不详　若有，请填写以下内容：</td></tr>
<tr><td colspan="3">□TIA　　　　□脑梗死　　　□其他：____
□脑出血　　　□脑栓塞</td><td>病史□□年</td></tr>
<tr><td rowspan="2">其他病史</td><td colspan="4">□无　　　　□有　　　若有，请填写以下内容：</td></tr>
<tr><td colspan="4">疾病名称及病史：_____
_____</td></tr>
</table>

筛选期

合并用药
西医治疗（口服/静脉滴注等）

用药名称 （化学名）	用量及用法 （按医嘱填写）	使用原因 （如冠心病、 2型糖尿病）	开始时间	停药时间（若未停 药，可不填写）
			⌊_⌊_⌊_⌋年 ⌊_⌋月⌊_⌋日	⌊_⌊_⌊_⌋年 ⌊_⌋月⌊_⌋日
			⌊_⌊_⌊_⌋年 ⌊_⌋月⌊_⌋日	⌊_⌊_⌊_⌋年 ⌊_⌋月⌊_⌋日
			⌊_⌊_⌊_⌋年 ⌊_⌋月⌊_⌋日	⌊_⌊_⌊_⌋年 ⌊_⌋月⌊_⌋日
			⌊_⌊_⌊_⌋年 ⌊_⌋月⌊_⌋日	⌊_⌊_⌊_⌋年 ⌊_⌋月⌊_⌋日
			⌊_⌊_⌊_⌋年 ⌊_⌋月⌊_⌋日	⌊_⌊_⌊_⌋年 ⌊_⌋月⌊_⌋日
			⌊_⌊_⌊_⌋年 ⌊_⌋月⌊_⌋日	⌊_⌊_⌊_⌋年 ⌊_⌋月⌊_⌋日
			⌊_⌊_⌊_⌋年 ⌊_⌋月⌊_⌋日	⌊_⌊_⌊_⌋年 ⌊_⌋月⌊_⌋日
			⌊_⌊_⌊_⌋年 ⌊_⌋月⌊_⌋日	⌊_⌊_⌊_⌋年 ⌊_⌋月⌊_⌋日
			⌊_⌊_⌊_⌋年 ⌊_⌋月⌊_⌋日	⌊_⌊_⌊_⌋年 ⌊_⌋月⌊_⌋日
			⌊_⌊_⌊_⌋年 ⌊_⌋月⌊_⌋日	⌊_⌊_⌊_⌋年 ⌊_⌋月⌊_⌋日
			⌊_⌊_⌊_⌋年 ⌊_⌋月⌊_⌋日	⌊_⌊_⌊_⌋年 ⌊_⌋月⌊_⌋日

研究者签名：　　　　　　　　日期：⌊_⌊_⌊_⌊_⌋年⌊_⌊_⌋月⌊_⌊_⌋日

0 周

生命体征			
血压	血压 1	⌞_⌟_⌟_⌟_⌟/⌞_⌟_⌟_⌟ mmHg	
	血压 2	⌞_⌟_⌟_⌟_⌟/⌞_⌟_⌟_⌟ mmHg	
	血压 3	⌞_⌟_⌟_⌟_⌟/⌞_⌟_⌟_⌟ mmHg	
	平均值	⌞_⌟_⌟_⌟_⌟/⌞_⌟_⌟_⌟ mmHg	
脉率		⌞_⌟_⌟_⌟次/分	
心率		⌞_⌟_⌟_⌟次/分	
体温		⌞_⌟_⌟.⌟℃	
呼吸		⌞_⌟_⌟_⌟次/分	

药品发放记录

发药时间⌞_⌟_⌟_⌟_⌟年⌞_⌟_⌟月⌞_⌟_⌟日

发放药品＿＿＿＿＿＿盒

发放人签字：

0 周

杜氏高血压患者生活质量量表

说明：本量表是为了更全面地了解您的生活质量、健康情况及日常活动，以指导医生根据您的具体情况更好地治疗。请您按要求回答下列问题，注意所有问题都只是针对您最近两周内的情况。请根据您两周来的情况在下列问题最合适的选项处打一个"√"，所有问题都按您自己的标准、愿望或感觉来回答。如果对某个问题的回答没有把握，请尽量选择一个最好或者最接近的答案。

项目	程度 无 轻 中 重 极重	项目	程度 无 轻 中 重 极重
1. 头晕或昏倒	○ □ □ □ □	2. 双下肢水肿	○ □ □ □ □
3. 失眠	○ □ □ □ □	4. 难以入睡	○ □ □ □ □
5. 容易烦恼和激动	○ □ □ □ □	6. 胸痛	○ □ □ □ □
7. 胸痛连及左肩背	○ □ □ □ □	8. 胸闷	○ □ □ □ □
9. 感到自己的精力下降、活性减弱	○ □ □ □ □	10. 性欲减弱	○ □ □ □ □
11. 醒得太早	○ □ □ □ □	12. 噩梦或梦多	○ □ □ □ □
13. 容易感到紧张或害怕	○ □ □ □ □	14. 自己不能控制地发脾气	○ □ □ □ □
15. 感到孤独、苦闷	○ □ □ □ □	16. 出现发呆或动作迟缓现象	○ □ □ □ □
17. 我的感情容易受到伤害	○ □ □ □ □	18. 性功能出现障碍	○ □ □ □ □
19. 工作的时候容易疲劳	○ □ □ □ □	20. 感到别人对我不友好、不喜欢我	○ □ □ □ □
21. 做事必须做得很慢以保证做得正确	○ □ □ □ □	22. 感到前途没有希望	○ □ □ □ □
23. 恶心（作呕）或胃部不舒服	○ □ □ □ □	24. 感到比不上他人	○ □ □ □ □
25. 心悸	○ □ □ □ □	26. 肌肉酸痛	○ □ □ □ □
27. 白天昏睡或很想昏睡	○ □ □ □ □	28. 难以作出决定	○ □ □ □ □

续表

项目	程度					项目	程度				
	无	轻	中	重	极重		无	轻	中	重	极重
29. 呼吸困难	○	□	□	□	□	30. 耳鸣	○	□	□	□	□
31. 不能集中注意力	○	□	□	□	□	32. 感到身体某一部分软弱无力	○	□	□	□	□
33. 肢冷	○	□	□	□	□	34. 感到手或脚发重	○	□	□	□	□
35. 口干	○	□	□	□	□	36. 脱发	○	□	□	□	□
37. 喘息或气短	○	□	□	□	□	38. 皮肤瘙痒	○	□	□	□	□
39. 眼睛干燥	○	□	□	□	□	40. 经常与人争论	○	□	□	□	□
41. 夜间多尿	○	□	□	□	□	每晚（次）	0	1~2	3~4	5~6	7~8
42. 感到坐立不安、心神不定	○	□	□	□	□	43. 感到自己没有什么价值	○	□	□	□	□
44. 视物模糊	○	□	□	□	□	45. 很难跟上日常工作的速度	○	□	□	□	□
46. 感到别人不理解我、不同情我	○	□	□	□	□	47. 颈强直	○	□	□	□	□
48. 面红耳赤	○	□	□	□	□	49. 盗汗	○	□	□	□	□
50. 自汗	○	□	□	□	□	51. 口眼歪斜	○	□	□	□	□
52. 语言不利	○	□	□	□	□	53. 感到任何事情都很困难	○	□	□	□	□

注：①无（4分）：自觉无该项症状。
②轻度（3分）：自觉有该项症状，但发生得不频繁、不严重（如每月1~2次或更少）。
③中度（2分）：自觉有该项症状，其严重程度为轻中度（如每周1~2次）。
④重度（1分）：自觉有该项症状，其严重程度为中重度（如每周经常发生）。
⑤极重度（0分）：自觉有该项症状，频率、程度都十分严重（如几乎天天发生）。

总计：_____分

0周

肝阳上亢证证候积分

症状	无	较轻	一般	比较严重	很严重
头晕					
头痛					
烦躁易怒					
面部烘热					
头重脚轻					
眠差多梦					
耳鸣					
口干					
目涩					
倦怠乏力					
腰膝酸软					
大便干结					
小便黄					
舌苔黄	□是			□否	
舌质红	□是			□否	
脉弦	□是			□否	
脉细数	□是			□否	

注：①根据程度由轻到重，无、较轻、一般、比较严重、很严重分别记1分、2分、3分、4分、5分。

②以舌脉为代表的体征条目难以进行程度轻重量化，故应用二值化处理，即"无""有"两个等级，并且为了便于统计分析及与症状条目相呼应，依次记1分和3分。

③$Y=8$ 头晕$+10$ 头痛$+9$ 烦躁易怒$+7$ 面部烘热$+4$ 头重脚轻$+7$ 眠差多梦$+6$ 耳鸣$+8$ 口干$+8$ 目涩$+6$ 倦怠乏力$+5$ 腰膝酸软$+7$ 大便干结$+1$ 小便黄$+3$ 舌苔黄$+2$ 舌质红$+5$ 脉弦$+4$ 脉细数。

总计：_____分

0 周

实验室检查

报告时间 ｜　｜　｜　｜　｜年｜　｜　｜月｜　｜　｜日

结果		数值	单位	临床意义	备注
血常规	红细胞计数		10^{12}/L	□1 □2 □3	
	白细胞计数		10^9/L	□1 □2 □3	
	中性粒细胞百分比		%	□1 □2 □3	
	淋巴细胞百分比		%	□1 □2 □3	
	血红蛋白含量		g/L	□1 □2 □3	
	血小板计数		10^9/L	□1 □2 □3	
尿常规	尿蛋白			□1 □2 □3	
	酮体			□1 □2 □3	
	葡萄糖			□1 □2 □3	
	尿镜检红细胞		个/HP	□1 □2 □3	
	尿隐血			□1 □2 □3	
大便常规	白细胞		个/HP	□1 □2 □3	
	红细胞		个/HP	□1 □2 □3	
	大便隐血			□1 □2 □3	
肝功能	丙氨酸转移酶		U/L	□1 □2 □3	
	天冬氨酸转移酶		U/L	□1 □2 □3	
血糖	葡萄糖		mmol/L	□1 □2 □3	
血脂	总胆固醇		mmol/L	□1 □2 □3	
	甘油三酯		mmol/L	□1 □2 □3	
	低密度脂蛋白胆固醇		mmol/L	□1 □2 □3	
	高密度脂蛋白胆固醇		mmol/L	□1 □2 □3	
肾功能	血尿素氮		mmol/L	□1 □2 □3	
	血肌酐		μmol/L	□1 □2 □3	

结果		数值	单位	临床意义	备注
其他	血尿酸		μmol/L	□1 □2 □3	
	尿微量白蛋白		mg/L	□1 □2 □3	
	血同型半胱氨酸		μmol/L	□1 □2 □3	
	hs-CRP		mg/L	□1 □2 □3	
心电图				□1 □2 □3	
其他异常指标				□1 □2 □3	

注：在临床意义中，1 为正常，2 为异常但无临床意义，3 为异常且有临床意义。

研究者签名：　　　　　　　　　日期：|　|　|　|　|年|　|　|月|　|　|日

| 第 N 次访视 | 第 N 周 |

生命体征			
血压	血压 1	|ǀ ǀ ǀ ǀ / ǀ ǀ ǀ ǀ| mmHg
	血压 2	|ǀ ǀ ǀ ǀ / ǀ ǀ ǀ ǀ| mmHg
	血压 3	|ǀ ǀ ǀ ǀ / ǀ ǀ ǀ ǀ| mmHg
	平均值	|ǀ ǀ ǀ ǀ / ǀ ǀ ǀ ǀ| mmHg
脉率		|ǀ ǀ ǀ|次/分	
心率		|ǀ ǀ ǀ|次/分	
体温		|ǀ ǀ ǀ.ǀ|℃	
呼吸		|ǀ ǀ ǀ|次/分	

药品发放记录

发药时间|ǀ ǀ ǀ ǀ ǀ|年|ǀ ǀ|月|ǀ ǀ|日

发放药品＿＿＿＿＿＿盒

药品收回记录

收回药品时间|ǀ ǀ ǀ ǀ ǀ|年|ǀ ǀ|月|ǀ ǀ|日

收回药品＿＿＿＿＿＿盒

发放、收回人签字：

| 第 N 次访视 | 第 N 周 |

杜氏高血压患者生活质量量表

说明：本量表是为了更全面地了解您的生活质量、健康情况及日常活动，以指导医生根据您的具体情况更好地治疗。请您按要求回答下列问题，注意所有问题都只是针对您最近两周内的情况。请根据您两周来的情况在下列问题最合适的选项处打一个"√"，所有问题都按您自己的标准、愿望或感觉来回答。如果对某个问题的回答没有把握，请尽量选择一个最好或者最接近的答案。

项目	程度 无 轻 中 重 极重	项目	程度 无 轻 中 重 极重
1. 头晕或昏倒	○ □ □ □ □	2. 双下肢水肿	○ □ □ □ □
3. 失眠	○ □ □ □ □	4. 难以入睡	○ □ □ □ □
5. 容易烦恼和激动	○ □ □ □ □	6. 胸痛	○ □ □ □ □
7. 胸痛连及左肩背	○ □ □ □ □	8. 胸闷	○ □ □ □ □
9. 感到自己的精力下降、活性减弱	○ □ □ □ □	10. 性欲减弱	○ □ □ □ □
11. 醒得太早	○ □ □ □ □	12. 噩梦或梦多	○ □ □ □ □
13. 容易感到紧张或害怕	○ □ □ □ □	14. 自己不能控制地发脾气	○ □ □ □ □
15. 感到孤独、苦闷	○ □ □ □ □	16. 出现发呆或动作迟缓现象	○ □ □ □ □
17. 我的感情容易受到伤害	○ □ □ □ □	18. 性功能出现障碍	○ □ □ □ □
19. 工作的时候容易疲劳	○ □ □ □ □	20. 感到别人对我不友好、不喜欢我	○ □ □ □ □
21. 做事必须做得很慢以保证做得正确	○ □ □ □ □	22. 感到前途没有希望	○ □ □ □ □
23. 恶心（作呕）或胃部不舒服	○ □ □ □ □	24. 感到比不上他人	○ □ □ □ □
25. 心悸	○ □ □ □ □	26. 肌肉酸痛	○ □ □ □ □
27. 白天昏睡或很想昏睡	○ □ □ □ □	28. 难以作出决定	○ □ □ □ □

续表

项目	程度 无 轻 中 重 极重	项目	程度 无 轻 中 重 极重
29. 呼吸困难	○ □ □ □ □	30. 耳鸣	○ □ □ □ □
31. 不能集中注意力	○ □ □ □ □	32. 感到身体某一部分软弱无力	○ □ □ □ □
33. 肢冷	○ □ □ □ □	34. 感到手或脚发重	○ □ □ □ □
35. 口干	○ □ □ □ □	36. 脱发	○ □ □ □ □
37. 喘息或气短	○ □ □ □ □	38. 皮肤瘙痒	○ □ □ □ □
39. 眼睛干燥	○ □ □ □ □	40. 经常与人争论	○ □ □ □ □
41. 夜间多尿	○ □ □ □ □	每晚（次）	0 1~2 3~4 5~6 7~8
42. 感到坐立不安、心神不定	○ □ □ □ □	43. 感到自己没有什么价值	○ □ □ □ □
44. 视物模糊	○ □ □ □ □	45. 很难跟上日常工作的速度	○ □ □ □ □
46. 感到别人不理解我、不同情我	○ □ □ □ □	47. 颈强直	○ □ □ □ □
48. 面红耳赤	○ □ □ □ □	49. 盗汗	○ □ □ □ □
50. 自汗	○ □ □ □ □	51. 口眼歪斜	○ □ □ □ □
52. 语言不利	○ □ □ □ □	53. 感到任何事情都很困难	○ □ □ □ □

注：①无（4分）：自觉无该项症状。
　　②轻度（3分）：自觉有该项症状，但发生得不频繁、不严重（如每月1~2次或更少）。
　　③中度（2分）：自觉有该项症状，其严重程度为轻中度（如每周1~2次）。
　　④重度（1分）：自觉有该项症状，其严重程度为中重度（如每周经常发生）。
　　⑤极重度（0分）：自觉有该项症状，频率、程度都十分严重（如几乎天天发生）。

总计：_____分

第 N 次访视	第 N 周

肝阳上亢证证候积分

症状	无	较轻	一般	比较严重	很严重
头晕					
头痛					
烦躁易怒					
面部烘热					
头重脚轻					
眠差多梦					
耳鸣					
口干					
目涩					
倦怠乏力					
腰膝酸软					
大便干结					
小便黄					
舌苔黄	□是		□否		
舌质红	□是		□否		
脉弦	□是		□否		
脉细数	□是		□否		

注：①根据程度由轻到重，无、较轻、一般、比较严重、很严重分别记 1 分、2 分、3 分、4 分、5 分。

②以舌脉为代表的体征条目难以进行程度轻重量化，故应用二值化处理，即"无""有"两个等级，并且为了便于统计分析及与症状条目相呼应，依次记 1 分和 3 分。

③$Y=8$ 头晕$+10$ 头痛$+9$ 烦躁易怒$+7$ 面部烘热$+4$ 头重脚轻$+7$ 眠差多梦$+6$ 耳鸣$+8$ 口干$+8$ 目涩$+6$ 倦怠乏力$+5$ 腰膝酸软$+7$ 大便干结$+1$ 小便黄$+3$ 舌苔黄$+2$ 舌质红$+5$ 脉弦$+4$ 脉细数。

总计：_____分

研究者签名：   日期：| | | | |年| | |月| | |日

第四次访视	第 8 周

生命体征			
血压	血压 1	|　|　|　|　/|　|　|　| mmHg	
	血压 2	|　|　|　|　/|　|　|　| mmHg	
	血压 3	|　|　|　|　/|　|　|　| mmHg	
	平均值	|　|　|　|　/|　|　|　| mmHg	
脉率	|　|　|　|次/分		
心率	|　|　|　|次/分		
体温	|　|　|.|　|℃		
呼吸	|　|　|　|次/分		

药品收回记录

收回药品时间\|　\|　\|　\|　\|年\|　\|　\|月\|　\|　\|日

收回药品_____盒

收回人签字：

第四次访视	第 8 周

杜氏高血压患者生活质量量表

说明：本量表是为了更全面地了解您的生活质量、健康情况及日常活动，以指导医生根据您的具体情况更好地治疗。请您按要求回答下列问题，注意所有问题都只是针对您最近两周内的情况。请根据您两周来的情况在下列问题最合适的选项处打一个"√"，所有问题都按您自己的标准、愿望或感觉来回答。如果对某个问题的回答没有把握，请尽量选择一个最好或者最接近的答案。

项目	程度 无 轻 中 重 极重	项目	程度 无 轻 中 重 极重
1. 头晕或昏倒	○ □ □ □ □	2. 双下肢水肿	○ □ □ □ □
3. 失眠	○ □ □ □ □	4. 难以入睡	○ □ □ □ □
5. 容易烦恼和激动	○ □ □ □ □	6. 胸痛	○ □ □ □ □
7. 胸痛连及左肩背	○ □ □ □ □	8. 胸闷	○ □ □ □ □
9. 感到自己的精力下降、活性减弱	○ □ □ □ □	10. 性欲减弱	○ □ □ □ □
11. 醒得太早	○ □ □ □ □	12. 噩梦或梦多	○ □ □ □ □
13. 容易感到紧张或害怕	○ □ □ □ □	14. 自己不能控制地发脾气	○ □ □ □ □
15. 感到孤独、苦闷	○ □ □ □ □	16. 出现发呆或动作迟缓现象	○ □ □ □ □
17. 我的感情容易受到伤害	○ □ □ □ □	18. 性功能出现障碍	○ □ □ □ □
19. 工作的时候容易疲劳	○ □ □ □ □	20. 感到别人对我不友好、不喜欢我	○ □ □ □ □
21. 做事必须做得很慢以保证做得正确	○ □ □ □ □	22. 感到前途没有希望	○ □ □ □ □
23. 恶心（作呕）或胃部不舒服	○ □ □ □ □	24. 感到比不上他人	○ □ □ □ □
25. 心悸	○ □ □ □ □	26. 肌肉酸痛	○ □ □ □ □
27. 白天昏睡或很想昏睡	○ □ □ □ □	28. 难以作出决定	○ □ □ □ □

续表

项目	程度			项目	程度		
	无 轻 中 重 极重				无 轻 中 重 极重		
29. 呼吸困难	○ □ □ □ □			30. 耳鸣	○ □ □ □ □		
31. 不能集中注意力	○ □ □ □ □			32. 感到身体某一部分软弱无力	○ □ □ □ □		
33. 肢冷	○ □ □ □ □			34. 感到手或脚发重	○ □ □ □ □		
35. 口干	○ □ □ □ □			36. 脱发	○ □ □ □ □		
37. 喘息或气短	○ □ □ □ □			38. 皮肤瘙痒	○ □ □ □ □		
39. 眼睛干燥	○ □ □ □ □			40. 经常与人争论	○ □ □ □ □		
41. 夜间多尿	○ □ □ □ □			每晚（次）	0 1～2 3～4 5～6 7～8		
42. 感到坐立不安、心神不定	○ □ □ □ □			43. 感到自己没有什么价值	○ □ □ □ □		
44. 视物模糊	○ □ □ □ □			45. 很难跟上日常工作的速度	○ □ □ □ □		
46. 感到别人不理解我、不同情我	○ □ □ □ □			47. 颈强直	○ □ □ □ □		
48. 面红耳赤	○ □ □ □ □			49. 盗汗	○ □ □ □ □		
50. 自汗	○ □ □ □ □			51. 口眼歪斜	○ □ □ □ □		
52. 语言不利	○ □ □ □ □			53. 感到任何事情都很困难	○ □ □ □ □		

注：①无（4分）：自觉无该项症状。
　　②轻度（3分）：自觉有该项症状，但发生得不频繁、不严重（如每月1～2次或更少）。
　　③中度（2分）：自觉有该项症状，其严重程度为轻中度（如每周1～2次）。
　　④重度（1分）：自觉有该项症状，其严重程度为中重度（如每周经常发生）。
　　⑤极重度（0分）：自觉有该项症状，频率、程度都十分严重（如几乎天天发生）。

总计：_____分

| 第四次访视 | | | | 第 8 周 |

肝阳上亢证证候积分

症状	无	较轻	一般	比较严重	很严重
头晕					
头痛					
烦躁易怒					
面部烘热					
头重脚轻					
眠差多梦					
耳鸣					
口干					
目涩					
倦怠乏力					
腰膝酸软					
大便干结					
小便黄					
舌苔黄	□是		□否		
舌质红	□是		□否		
脉弦	□是		□否		
脉细数	□是		□否		

注：①根据程度由轻到重，无、较轻、一般、比较严重、很严重分别记 1 分、2 分、3 分、4 分、5 分。

②以舌脉为代表的体征条目难以进行程度轻重量化，故应用二值化处理，即"无""有"两个等级，并且为了便于统计分析及与症状条目相呼应，依次记 1 分和 3 分。

③Y=8 头晕+10 头痛+9 烦躁易怒+7 面部烘热+4 头重脚轻+7 眠差多梦+6 耳鸣+8 口干+8 目涩+6 倦怠乏力+5 腰膝酸软+7 大便干结+1 小便黄+3 舌苔黄+2 舌质红+5 脉弦+4 脉细数。

总计：_____分

第四次访视	第8周

实验室检查

报告时间 |　|　|　|　|年|　|　|月|　|　|日

结果		数值	单位	临床意义	备注
血常规	红细胞计数		10^{12}/L	□1 □2 □3	
	白细胞计数		10^9/L	□1 □2 □3	
	中性粒细胞百分比		%	□1 □2 □3	
	淋巴细胞百分比		%	□1 □2 □3	
	血红蛋白含量		g/L	□1 □2 □3	
	血小板计数		10^9/L	□1 □2 □3	
尿常规	尿蛋白			□1 □2 □3	
	酮体			□1 □2 □3	
	葡萄糖			□1 □2 □3	
	尿镜检红细胞		个/HP	□1 □2 □3	
	尿隐血			□1 □2 □3	
大便常规	白细胞		个/HP	□1 □2 □3	
	红细胞		个/HP	□1 □2 □3	
	大便隐血			□1 □2 □3	
肝功能	丙氨酸转移酶		U/L	□1 □2 □3	
	天冬氨酸转移酶		U/L	□1 □2 □3	
血糖	葡萄糖		mmol/L	□1 □2 □3	
血脂	总胆固醇		mmol/L	□1 □2 □3	
	甘油三酯		mmol/L	□1 □2 □3	
	低密度脂蛋白胆固醇		mmol/L	□1 □2 □3	
	高密度脂蛋白胆固醇		mmol/L	□1 □2 □3	
肾功能	血尿素氮		mmol/L	□1 □2 □3	
	血肌酐		μmol/L	□1 □2 □3	

续表

结果		数值	单位	临床意义	备注
其他	血尿酸		μmol/L	□1 □2 □3	
	尿微量白蛋白		mg/L	□1 □2 □3	
	血同型半胱氨酸		μmol/L	□1 □2 □3	
	hs-CRP		mg/L	□1 □2 □3	
心电图				□1 □2 □3	
其他异常指标				□1 □2 □3	

注：在临床意义中，1 为正常，2 为异常但无临床意义，3 为异常且有临床意义。

研究者签名：　　　　　　　　　日期：|　|　|　|　|年|　|　|月|　|　|日

治疗结束后随访–第 1/2/3/4/5/6 个月

生命体征			
血压	血压 1	｜｜｜｜｜/｜｜｜｜mmHg	
	血压 2	｜｜｜｜｜/｜｜｜｜mmHg	
	血压 3	｜｜｜｜｜/｜｜｜｜mmHg	
	平均值	｜｜｜｜｜/｜｜｜｜mmHg	
脉率	｜｜｜｜次/分		
心率	｜｜｜｜次/分		
体温	｜｜｜.｜℃		
呼吸	｜｜｜｜次/分		

治疗结束后随访–第 1/2/3/4/5/6 个月

杜氏高血压患者生活质量量表

说明：本量表是为了更全面地了解您的生活质量、健康情况及日常活动，以指导医生根据您的具体情况更好地治疗。请您按要求回答下列问题，注意所有问题都只是针对您最近两周内的情况。请根据您两周来的情况在下列问题最合适的选项处打一个"√"，所有问题都按您自己的标准、愿望或感觉来回答。如果对某个问题的回答没有把握，请尽量选择一个最好或者最接近的答案。

项目	程度					项目	程度				
	无	轻	中	重	极重		无	轻	中	重	极重
1. 头晕或昏倒	○	□	□	□	□	2. 双下肢水肿	○	□	□	□	□
3. 失眠	○	□	□	□	□	4. 难以入睡	○	□	□	□	□
5. 容易烦恼和激动	○	□	□	□	□	6. 胸痛	○	□	□	□	□
7. 胸痛连及左肩背	○	□	□	□	□	8. 胸闷	○	□	□	□	□
9. 感到自己的精力下降、活性减弱	○	□	□	□	□	10. 性欲减弱	○	□	□	□	□
11. 醒得太早	○	□	□	□	□	12. 噩梦或梦多	○	□	□	□	□
13. 容易感到紧张或害怕	○	□	□	□	□	14. 自己不能控制地发脾气	○	□	□	□	□
15. 感到孤独、苦闷	○	□	□	□	□	16. 出现发呆或动作迟缓现象	○	□	□	□	□
17. 我的感情容易受到伤害	○	□	□	□	□	18. 性功能出现障碍	○	□	□	□	□
19. 工作的时候容易疲劳	○	□	□	□	□	20. 感到别人对我不友好、不喜欢我	○	□	□	□	□
21. 做事必须做得很慢以保证做得正确	○	□	□	□	□	22. 感到前途没有希望	○	□	□	□	□
23. 恶心（作呕）或胃部不舒服	○	□	□	□	□	24. 感到比不上他人	○	□	□	□	□
25. 心悸	○	□	□	□	□	26. 肌肉酸痛	○	□	□	□	□
27. 白天昏睡或很想昏睡	○	□	□	□	□	28. 难以作出决定	○	□	□	□	□

项目	程　度					项目	程　度				
	无	轻	中	重	极重		无	轻	中	重	极重
29. 呼吸困难	○	□	□	□	□	30. 耳鸣	○	□	□	□	□
31. 不能集中注意力	○	□	□	□	□	32. 感到身体某一部分软弱无力	○	□	□	□	□
33. 肢冷	○	□	□	□	□	34. 感到手或脚发重	○	□	□	□	□
35. 口干	○	□	□	□	□	36. 脱发	○	□	□	□	□
37. 喘息或气短	○	□	□	□	□	38. 皮肤瘙痒	○	□	□	□	□
39. 眼睛干燥	○	□	□	□	□	40. 经常与人争论	○	□	□	□	□
41. 夜间多尿	○	□	□	□	□	每晚（次）	0　1～2　3～4　5～6　7～8				
42. 感到坐立不安、心神不定	○	□	□	□	□	43. 感到自己没有什么价值	○	□	□	□	□
44. 视物模糊	○	□	□	□	□	45. 很难跟上日常工作的速度	○	□	□	□	□
46. 感到别人不理解我、不同情我	○	□	□	□	□	47. 颈强直	○	□	□	□	□
48. 面红耳赤	○	□	□	□	□	49. 盗汗	○	□	□	□	□
50. 自汗	○	□	□	□	□	51. 口眼歪斜	○	□	□	□	□
52. 语言不利	○	□	□	□	□	53. 感到任何事情都很困难	○	□	□	□	□

注：①无（4分）：自觉无该项症状。

②轻度（3分）：自觉有该项症状，但发生得不频繁、不严重（如每月1～2次或更少）。

③中度（2分）：自觉有该项症状，其严重程度为轻中度（如每周1～2次）。

④重度（1分）：自觉有该项症状，其严重程度为中重度（如每周经常发生）。

⑤极重度（0分）：自觉有该项症状，频率、程度都十分严重（如几乎天天发生）。

总计：_____分

治疗结束后随访–第 1/2/3/4/5/6 个月

肝阳上亢证证候积分

症状	无	较轻	一般	比较严重	很严重
头晕					
头痛					
烦躁易怒					
面部烘热					
头重脚轻					
眠差多梦					
耳鸣					
口干					
目涩					
倦怠乏力					
腰膝酸软					
大便干结					
小便黄					
舌苔黄	□是		□否		
舌质红	□是		□否		
脉弦	□是		□否		
脉细数	□是		□否		

注：①根据程度由轻到重，无、较轻、一般、比较严重、很严重分别记 1 分、2 分、3 分、4 分、5 分。

②以舌脉为代表的体征条目难以进行程度轻重量化，故应用二值化处理，即"无""有"两个等级，并且为了便于统计分析及与症状条目相呼应，依次记 1 分和 3 分。

③Y=8 头晕+10 头痛+9 烦躁易怒+7 面部烘热+4 头重脚轻+7 眠差多梦+6 耳鸣+8 口干+8 目涩+6 倦怠乏力+5 腰膝酸软+7 大便干结+1 小便黄+3 舌苔黄+2 舌质红+5 脉弦+4 脉细数。

总计：＿＿＿＿＿＿分

研究者签名：　　　　　　　　　　日期：|　|　|　|　|年|　|　|月|　|　|日

研究病例审核

不良事件（ADVERSE EVENT）

（本表在患者治疗过程中随时填写）

试验期间有无不良事件发生：□无　□有；如有，填下表：

用标准医学术语记录所有观察到的和直接询问得出的不良事件（用以下问句询问，"自上次检查后，您有何不同的感觉？"）。尽量使用诊断名称而不使用症状名称。每一栏记录一个不良事件。如果在试验期间没有发生不良事件，请在表上方的"无"前的□中打"√"，并在此表下方签名。

项目	不良事件 1	不良事件 2	不良事件 3
不良事件名称 （填写字迹要清晰）			
不良事件具体描述			
开始发生日期和时间	___年___月___日 ___：___	___年___月___日 ___：___	___年___月___日 ___：___
结束日期和时间 （若不良事件仍存在，请不要填写此项）	___年___月___日 ___：___	___年___月___日 ___：___	___年___月___日 ___：___
是否采取措施 （若是，请记录伴随用药和伴随治疗记录表）	□是　□否 _____	□是　□否 _____	□是　□否 _____
对研究药物剂量的影响	□剂量不变□增加剂量 □减少剂量□暂停用药 □永久停药□研究结束	□剂量不变□增加剂量 □减少剂量□暂停用药 □永久停药□研究结束	□剂量不变□增加剂量 □减少剂量□暂停用药 □永久停药□研究结束
与研究药物的关系	□肯定有关□可能有关 □可能无关□无关 □无法判定	□肯定有关□可能有关 □可能无关□无关 □无法判定	□肯定有关□可能有关 □可能无关□无关 □无法判定
转归	□消失-后遗症 　□有　　无□ □继续	□消失-后遗症 　□有　　无□ □继续	□消失-后遗症 　□有　　无□ □继续
不良事件的特点	□阵发性 发作次数□□ □持续性	□阵发性 发作次数□□ □持续性	□阵发性 发作次数□□ □持续性
不良事件的严重程度	□轻　□中　□重	□轻　□中　□重	□轻　□中　□重
纠正治疗	□是　　　□否	□是　　　□否	□是　　　□否
该患者是否因为此不良事件而退出研究	□是　　　□否	□是　　　□否	□是　　　□否

研究者签名：　　　　　　　　　　日期：| | | | |年| | |月| | |日

依从性评价

评价	评价依据
□依从性好	100%～120%服用，或100%服用
□依从性较好	偶尔漏服，或80%～99%以上服用
□依从性差	80%以下服用，或基本未服

完成临床试验情况

□完成　□未完成，被判定为"未完成"者，请填写以下原因表：

未完成试验归类	时间（第几天）	未完成试验原因	具体原因
□剔除			□误诊 □误纳 □符合排除标准 □全未服用 □全无检测记录
□退出（脱落）		患者自退	□疗效差 □难耐受 □经济原因 □拒绝说明 □失访
		医师劝退	□依从性差 □合并症 □转科 □泄盲 □不良反应
□中止研究		研究方中止	□严重不良反应 □疗效太差 □方案重大失误 □实施重要偏差
		申办方中止	□经费原因 □管理原因
		行政中止	□SDA

患者开始研究日期：　　年　　月　　日

患者结束研究日期：　　年　　月　　日

该患者在研究期间是否有不良事件发生？□是　□否

若有不良事件，是否均已解决？□是　□否

若未解决，应监测不良事件，直至稳定或解决。

研究者签名：　　　　　　　　日期：|　|　|　|　|年|　|　|月|　|　|日

安全性评价

安全级别	判断标准
□1 级	安全，无任何不良事件，安全性指标检查无异常
□2 级	比较安全，有轻度不良事件，不需要做任何处理，可继续给药，安全性指标、检查无异常
□3 级	有安全性问题，有中等程度的不良事件，或安全性指标检查有轻度异常，做处理后可继续给药
□4 级	因严重不良事件中止研究，或安全性指标检查明显异常

疗效评价

血压：

疗效	判断标准
□显效	1. 舒张压下降 10mmHg 以上，并达到正常范围 2. 舒张压虽未降至正常，但已下降 20mmHg 或以上 须具备其中一项
□有效	1. 舒张压下降不及 10mmHg，但已达到正常范围 2. 舒张压较治疗前下降 10～19mmHg，但未达到正常范围 3. 收缩压较治疗前下降 30mmHg 以上 须具备其中一项
□无效	未达到以上标准

证候积分

疗效	判断标准
□显效	临床症状、体征明显改善，证候积分减少≥70%
□有效	临床症状、体征明显好转，证候积分减少≥30%，但<70%
□无效	临床症状、体征无明显改善，甚或加重，证候积分减少<30%

研究者签名：　　　　　　　　　日期：|　|　|　|　|年|　|　|月|　|　|日

化验单（或报告单）粘贴处

化验单（或报告单）粘贴处

研究病例审核

CRF 审核声明

☐ 确认受试者已签署知情同意书。

☐ 确认受试者的姓名代码、药物编号等填写真实、完整。

☐ 确认受试者符合本项研究的纳入标准，不符合排除标准。

☐ 确认受试者所在组别的用药剂量记录正确。

☐ 确认研究记录的所有项目填写完整，理化检查结果齐全，并正确填写"实验室检查"报告表。

☐ 确认所有不良事件均已填写"不良事件"表。对于不良事件及用药前正常、用药后异常，而不能以病情恶化解释的理化检查数据，均已复查，且随访至正常。

☐ 确认对于未完成研究的受试者，已填写原因。

☐ 确认有错误发生时，将错误值画上"——"，在错误处上方书写正确值，修改者署名并加注日期，已说明更改理由，未涂改任何原始数据。

本病例报告表的所有数据，我均逐页审核，记录真实、完整和准确，符合研究方案的要求。

试验中心负责人签名：

年　　　月　　　日

图书在版编目（CIP）数据

临床科研方法与中医药研究 / 李运伦，阚东方，姜枫主编. -- 北京 ：华夏出版社有限公司，2025. -- ISBN 978-7-5222-0790-2

Ⅰ．R24

中国国家版本馆 CIP 数据核字第 2024QX8389 号

临床科研方法与中医药研究

主　　编　李运伦　阚东方　姜枫
责任编辑　张晓瑜
责任印制　顾瑞清

出版发行　华夏出版社有限公司
经　　销　新华书店
印　　刷　三河市万龙印装有限公司
装　　订　三河市万龙印装有限公司
版　　次　2025 年 1 月北京第 1 版　　2025 年 1 月北京第 1 次印刷
开　　本　787×1092　1/16 开
印　　张　14
字　　数　267 千字
定　　价　69.00 元

华夏出版社有限公司　地址：北京市东直门外香河园北里 4 号　邮编：100028
网址：www.hxph.com.cn　电话：（010）64663331（转）
若发现本版图书有印装质量问题，请与我社营销中心联系调换。